大型药学知识普及丛书

药,你用对了吗

——女性生殖系统疾病用药

居 靖 主编

科 学 出 版 社

北 京

内 容 简 介

本书介绍了阴道炎、宫颈炎、盆腔炎、子宫内膜异位症、性早熟、功能失调性子宫出血、闭经、多囊卵巢综合征、原发性痛经、经前期综合征、绝经综合征和不孕症共12种女性常见生殖系统疾病。每个疾病重点介绍疾病概述和药物治疗，尤其是对药物治疗部分，从治疗目标、常用药物、联合用药注意事项和特殊人群用药指导方面进行了重点叙述。此外，每个疾病后面还附有用药案例解析和用药常见问题解析，是一本有别于现行医学科普书籍的新颖医学普及读本。通过阅读，读者能对女性常见生殖系统疾病的防治和合理用药有较为全面的认识，一旦患病，以利尽早发现，及时治疗，合理用药，早日康复，将疾病带来的损害降至最低限度。

本书讲究实用，力求做到易读、易懂，对有无相关医学背景的人员均适用。一书在手，犹如一位家庭妇科顾问，便于随时参考、查阅。

图书在版编目（CIP）数据

药，你用对了吗：女性生殖系统疾病用药 / 居靖主编.—北京：科学出版社，2018.8
（大型药学知识普及丛书 / 许杜娟总主编）
ISBN 978-7-03-057759-7

Ⅰ.①女… Ⅱ.①居… Ⅲ.①女生殖器-疾病-用药法 Ⅳ.①R711.705

中国版本图书馆CIP数据核字（2018）第125074号

责任编辑：闵　捷
责任印制：谭宏宇 / 封面设计：殷　靓

科　学　出　版　社　出版
北京东黄城根北街 16 号
邮政编码：100717
http: // www. sciencep. com

南京展望文化发展有限公司排版
江苏省句容市排印厂印刷
科学出版社发行　各地新华书店经销

*

2018 年 8 月第　一　版　　开本：A5（890×1240）
2018 年 8 月第一次印刷　　印张：4 ⅞
字数：103 000
定价：30.00 元
（如有印装质量问题，我社负责调换）

大型药学知识普及丛书
总编辑委员会

总主编

许杜娟

副总主编

夏　泉　　沈爱宗

成　员

（按姓氏笔画排序）

石庆平　朱冬春　许杜娟　孙旭群　严安定

李　浩　汪永忠　汪燕燕　汪魏平　沈爱宗

居　靖　秦　侃　夏　泉　黄赵刚　葛朝亮

写给读者的话

亲爱的读者：

您好！感谢您从浩瀚的图书中选择了"大型药学知识普及丛书"。

每个人可能都有用药的经历，用药时可能会有疑惑，这药是否能治好我的病？不良反应严重吗？饭前吃还是饭后吃？用药后应该注意些什么？当然您可以问医生，但医生太忙，不一定有时间及时帮您解答；您也可以看说明书，可说明书专业术语多，太晦涩，不太好懂。怎么办？于是我们组织多家三甲医院的临床药师及医生共同编写了本丛书，与您谈谈用药的问题。

药品是指用于预防、治疗、诊断人的疾病，有目的地调节人的生理功能并规定有适应证或者功能主治、用法和用量的物质。但药品具有两重性，其作用是一分为二的，用药之后既可产生防治疾病的有益作用，亦会产生与防治疾病无关甚至对机体有毒性的作用，即通常所说的"是药三分毒"。因此，如何合理地使用药品，从而发挥良好的治疗作用，避免潜在的毒副作用，是所有服用药品的患者所关心的问题，也是撰写本丛书的出发点。

本丛书选择了临床上需要通过长期药物治疗的常见病、多发病，首先对疾病的症状、病因、发病机制作简要的概述，让您对疾病有基本的了解；其次介绍了治疗该疾病的常用药物，各种药物的药理作用、临床应用、不良反应；最后我们根据多年临床经验及对患者用药问题的调研将患者用药过程中存在的疑惑，以问答的形式解惑答疑。此外，文中还列举了临床上发生的典型案例，说明正确使用药品的重要性。

　　本丛书涵盖的疾病用药知识全面系统，且通俗易懂。广大患者可以从本丛书中找到自己用药疑问的答案。本丛书对药师来说，也是很有价值的参考书。

许杜娟

2018年6月6日

如何阅读本书

本书对女性生殖系统疾病治疗中可能遇到的常见问题采用病例举例及问答方式叙述,便于读者阅读;读者通过阅读本书中各药物的适应证、禁忌证、不良反应、贮藏条件,可以避免因自身基础疾病、特殊状态而造成的不良用药后果,以及避免因药品贮藏方式不佳而影响治疗。本书对联合用药与特殊人群用药作了较为详细的叙述,希望能对合并用药较多及儿童、老年人、妊娠期妇女、肝肾功能损伤患者有所裨益。

考虑到用药的个体化,建议读者在使用本书涉及的药物时,应在遵医嘱治疗、认真阅读药品说明书及医师指导下使用,不可简单照搬书本的用法与用量,以确保用药安全。

居 靖

目　录

疾病三　盆腔炎

疾病四　子宫内膜异位症

疾病九　原发性痛经

疾病十　经前期综合征

疾病十一　绝经综合征

疾病十二　不孕症

疾病一　阴道炎

概述

阴道炎(colpitis)即阴道炎症,是妇产科临床面临较多的疾病之一,各年龄组均可发病。大多数妇女的一生中均有过阴道感染,表现为异常分泌物、瘙痒、异味等。正常健康妇女阴道由于解剖结构的特点对病原体的侵入有自然防御功能,当阴道的自然防御功能遭到破坏时,病原体易于侵入,导致阴道炎症。常见的病原体包括滴虫、细菌、外阴阴道念珠菌等。

分类

根据阴道炎致病因素的不同,可将阴道炎分为滴虫病、细菌性阴道炎、外阴阴道念珠菌病、老年性阴道炎及幼女性阴道炎。

发病原因

正常情况下有需氧菌及厌氧菌寄居在阴道内,形成正常的阴道菌群。任何原因将阴道与菌群之间的生态平衡打破,都可形成阴道炎,按照不同的致病因素分为不同类型的阴道炎。

滴虫病是由寄生于阴道、尿道或尿道旁腺、膀胱、肾盂的阴道毛滴虫大量繁殖所致,因阴道毛滴虫适宜在温度25～40℃、pH 5.2～6.6的潮湿环境中生长。月经前后阴道pH改变,月经后接近中性,滴虫易繁殖。

细菌性阴道炎是由正常阴道内占优势的产生过氧化氢的乳杆菌减少、加德纳菌及厌氧菌等增加所致的内源性混合感染。

外阴阴道念珠菌病中80%～90%病原体为白念珠菌感染,酸性环境易于生长。常见诱因包括妊娠、糖尿病、大量应用免疫抑制剂及广谱抗生素。有单纯性和复杂性外阴阴道念珠菌病之分。

老年性阴道炎患者因卵巢功能衰退,雌激素水平降低,阴道壁萎缩,黏膜变薄,阴道内pH增高,局部抵抗力降低,其他致病菌过度繁殖或容易入侵引起炎症,以需氧菌为主。幼女性阴道炎患儿因外阴发育差、雌激素水平低及阴道内异物等造成继发感染所致,常见病原体有大肠杆菌及葡萄球菌、链球菌等。

临床表现

1. 滴虫病　典型的临床表现是异常增多的白带,稀薄、脓性、黄绿色、泡沫状、有臭味,以阴道口和外阴瘙痒为主。若合并尿道感染,可见尿频、尿急、尿痛,有时可见血尿。检查可见阴道黏膜充血,散在出血斑点,呈"草莓样"。宫颈后穹窿多量白带,呈灰黄色、黄白色稀薄液体或黄绿色脓性分泌物,常呈泡沫状。显微镜检查阴道分泌物悬液中可找到滴虫。

2. 细菌性阴道炎　10%～40%患者无临床症状,有症状者主要表现为阴道分泌物增多,有鱼腥味,尤其性交后加重,可伴有轻度外阴瘙痒或灼热感。检查可见阴道黏膜呈无充血的炎症表现。分泌物特点为灰白色，均匀一致，稀薄，常黏附于阴道壁，容易将分泌物从阴道壁拭去。

3. 外阴阴道念珠菌病　临床表现为外阴瘙痒、灼痛、性交痛。分泌物白色稠厚，呈凝乳或豆渣样。伴尿频、尿痛，尿痛的特点是排尿时尿液刺激水肿的外阴及前庭导致疼痛。检查：外阴炎——地图样性红斑、水肿、抓痕。阴道黏膜水肿、红斑、白色膜状物附着。患者阴道 pH 在 4.0～4.7，通常＜4.5。

4. 老年性阴道炎　临床表现为阴道分泌物增多、外阴瘙痒等，常伴有性交痛。

5. 幼女性阴道炎　临床表现为阴道脓性分泌物及外阴瘙痒。

治疗选择

阴道炎的病因不同，治疗方法也不尽相同，以针对致病原因进行病因治疗为主。

1. 滴虫病的治疗　应首选口服抗厌氧菌药物全身用药，对于不能耐受口服药物或不适宜全身用药者，可选择阴道局部用药，但疗效低于口服用药。需注意性伴侣应同时进行治疗，治愈前应避免无保护性交。

2. 细菌性阴道炎的治疗　治疗原则为选用抗厌氧菌药物，主要有甲硝唑、替硝唑、克林霉素。性伴侣不需常规治疗。治疗期间，建议患者避免性接触或正确使用避孕套。

3. 外阴阴道念珠菌病的治疗　宜消除诱因，局部用咪康唑栓剂、克霉唑栓剂、制霉菌素栓剂。反复发作或不能阴道给药的患者可选择全身用药，如氟康唑、伊曲康唑。性伴侣不需常规治疗。

4. **老年性阴道炎的治疗** 治疗原则为局部补充雌激素（雌三醇），增强阴道免疫力，抑制细菌生长。老年性阴道炎患者往往需要联用抗菌药物与雌激素，需注意在阴道局部使用雌激素治疗前，须先确定是否存在细菌感染，如存在细菌感染需在使用雌激素治疗前先使用甲硝唑等抗厌氧菌药物治疗，阴道感染控制后方能局部应用雌激素。

5. **幼女性阴道炎的治疗** 治疗原则为保持外阴清洁，对症处理，针对病原体选择抗生素。

预后

各种阴道炎经正确、规律治疗后均可达到满意治疗效果。细菌性阴道炎、滴虫病、外阴阴道念珠菌病等感染性阴道炎如治疗不当或治疗不彻底，容易反复发作，甚至诱发其他生殖器官疾病。

药 物 治 疗

治疗目标

消除致病的病原微生物或改善阴道雌激素水平，维持阴道内的微生态平衡，消除不适的临床症状。

常用药物

1. **全身性药物治疗** 对滴虫病、细菌性阴道炎最主要的治疗药物是全身性使用的抗菌药物，重度外阴阴道念珠菌病首选口服抗真菌药物，老年性阴道炎可口服雌激素治疗，见表1。

2. **局部药物治疗** ① 对不能耐受或不能口服的滴虫病患

表1 阴道炎常用治疗药物

药物分类	常用药物	适应证	禁忌证	用法用量及疗程	不良反应	贮藏条件
硝基咪唑类	甲硝唑	滴虫病、细菌性阴道炎	有活动性中枢神经系统疾病和血液病者禁用	①治疗滴虫病时:2克,单次口服,×1次(首选);或400毫克,口服,每天2次×7天(替代)。②治疗细菌性阴道炎时:400毫克,口服,每天2次×7天(首选)	①常见:恶心、呕吐、食欲缺乏、腹部绞痛、头痛、眩晕。②少见:荨麻疹、潮红、口中金属味及白炎、排尿困难、膀胱细胞减少等。③偶见:感觉异常、肢体麻木、共济失调,多发性神经炎,大剂量可致抽搐	遮光,密封保存
	替硝唑	滴虫病	对本品或吡咯类药物过敏者,以及有活动性中枢神经系统疾病和血液病者禁用	2克,单次口服,×1次	①常见:恶心、呕吐、上腹痛、食欲下降及口腔金属味。②少见:头痛、眩晕、皮肤瘙痒、皮疹及全身不适、中性粒细胞减少、双硫仑样反应、黑尿。③高剂量时:可引起癫痫发作和周围神经炎	
林克霉素类	克林霉素	细菌性阴道炎	克林霉素、林克霉素过敏者禁用	300毫克,口服,每天2次,共使用7天	①少见:药物性皮疹、一过性肝酶升高及黄疸。②偶见:恶心、呕吐、腹痛、腹泻、中性粒细胞减少、血小板减少、嗜酸性粒细胞增多,伪膜性结肠炎	

（续表）

药物分类	常用药物	适应证	禁忌证	用法用量及疗程	不良反应	贮藏条件
三唑类抗真菌药	伊曲康唑	外阴阴道念珠菌病	对伊曲康唑过敏者禁用	200毫克,口服,每日2次×1天;或200毫克,口服,每天1次×3天	①常见:厌食、恶心、腹痛、便秘,长疗程治疗多见低血钾症、水肿、肝炎、脱发等。②少见:头痛、头晕,可逆性肝酶升高,月经紊乱,过敏反应。③个别:重症多形性红斑,外周神经病变	密封,在阴凉(不超过20℃)、干燥处保存
	氟康唑		对氟康唑及其无活性成分或其他唑类药物过敏者,在使用氟康唑治疗的患者禁止同时服用可延迟QT间期和经过CYP3A4酶代谢的药物,如西沙比利,阿司咪唑,匹莫齐特,奎尼丁,红霉素等	150毫克,一次顿服	①常见:头痛、皮疹、腹痛、腹泻、恶心、呕吐,肝酶升高。②少见:贫血、食欲减退、失眠,嗜睡,感觉异常、眩晕、味觉倒错,便秘、消化不良,胃肠胀气,口干,胆汁淤积,黄疸,等等肌痉、乏力、疲劳,发热。③罕见:粒细胞缺乏,白细胞及血小板减少、过敏反应,血脂升高,低钾血症,QT间期延长,肝功能衰竭,剥脱性皮肤病等	密闭,在干燥处保存
雌激素类药物	戊酸雌二醇	老年性阴道炎	妊娠和哺乳,未确诊的阴道出血,乳腺癌,受性激素影响的恶性肿瘤或癌前病变,肝癌,重症肝损伤,急性动脉血栓栓塞,活动性深静脉血栓血栓形成及血栓栓塞性疾病,重度高甘油三酯血症,对活性成分或辅料过敏者禁用	0.5~2.0毫克,1次/天,连服应用	①常见:体重变化,头痛、腹痛、恶心、皮疹、瘙痒、子宫或阴道出血,情绪低落。②少见:超敏反应,消化不良,结节性红斑,乳房疼痛,水肿、气胀。③罕见:焦虑,性欲障碍,呕吐,眩晕、心悸、视觉障碍,乳房疼痛,多毛、痤疮,痛经、类经前综合征,疲劳	30℃以下保存

者,可使用阴道局部给药,但疗效低于全身给药,可选用甲硝唑栓剂阴道给药,每晚0.5克,连用7~10天,同时使用1%乳酸或0.5%乙酸液冲洗外阴可减轻症状。② 细菌性阴道炎患者可选用甲硝唑阴道栓剂0.5克阴道给药,每晚1次,连用5~7天;或2%克林霉素凝胶剂5克,阴道给药,每晚1次,连用7天。③ 单纯性外阴阴道念珠菌病首选阴道给药,可选用咪康唑栓400毫克,每晚1次,连用3天,或咪康唑栓200毫克,每晚1次,连用7天;或制霉菌素片50万单位(U),每晚1次,连用14天。④ 老年性阴道炎患者可使用己烯雌酚0.125~0.250毫克,每晚阴道给药,连用7天,或0.5%己烯雌酚软膏,每天2次。

🐛 联合用药注意事项

1. 甲硝唑

(1)在服用甲硝唑后不宜饮酒及食用含有酒精的饮料及食品,防止出现双硫仑样反应,造成危险。服用甲硝唑后24小时及服用替硝唑后72小时内禁止饮酒。

(2)甲硝唑可增强华法林等抗凝药物的作用。

(3)甲硝唑与土霉素合用可干扰甲硝唑清除阴道滴虫的作用。

2. 氟康唑

(1)与异烟肼、利福平合用可影响本品血药浓度。

(2)与甲苯磺丁脲、氯磺丁脲和格列吡嗪等磺脲类降血糖药合用,可导致低血糖。

(3)与环孢素、茶碱或苯妥英钠等药物合用时可使上述药物血药浓度升高,导致毒性反应,需监测上述药物血药浓度。

3. 伊曲康唑

（1）降低胃酸度的药物可影响伊曲康唑吸收。

（2）与利福平、苯妥英钠等合用可降低伊曲康唑疗效，与红霉素、利托那韦等合用可增加伊曲康唑血药浓度。

（3）与阿司咪唑、西沙比利、苄普地尔、奎尼丁、特非那定等合用时可导致QT间期延长及尖端扭转型室性心动过速的发生。

🍎 特殊人群用药指导

1. 儿童用药指导

（1）氟康唑：儿童用药最大剂量不应超过400毫克，对于有肾功能损伤的患儿在医师指导下根据体重给药。

（2）伊曲康唑：不建议用于儿童，在必须使用时，应权衡利弊后使用。

（3）甲硝唑：用于儿童时需减少剂量，按体重20～50毫克/千克（mg/kg）给药。

2. 妊娠期及哺乳期妇女用药指导

（1）甲硝唑：细菌性阴道炎或滴虫病的哺乳期女性，使用甲硝唑或替硝唑时应尽量选择局部用药，避免全身用药。妊娠前3个月禁用口服及注射甲硝唑制剂。

（2）伊曲康唑与氟康唑：妊娠期及哺乳期妇女应避免使用伊曲康唑与氟康唑，无替代方案时，应权衡利弊后使用。

3. 老年人用药指导　　氟康唑用于无肾功能受损的老年人应采用常规推荐剂量。

4. 肾功能异常患者用药指导　　氟康唑用于肾功能受损患者，如肌酐清除率＞50毫升/分，使用推荐剂量100%；如肌酐清除率≤50毫升/分,使用推荐剂量的50%;定期透析患者,每次透析后应用100%的推荐剂量。

用药案例解析

　　病史:患者,女性,28岁,诊断为阴道滴虫病,白带较多,外阴瘙痒严重,但已妊娠6周,担心药物治疗对胎儿有不利影响,不愿接受治疗。1周后症状加重,阴道分泌物增多,并出现阴道流血和腹痛,入院后因流产行清宫术。

　　解析:妊娠期感染滴虫是否治疗主要取决于是否有明显的临床症状。滴虫病与不良妊娠结局包括分娩异常、早产、低出生体质量和胎膜早破相关。该患者延误治疗,与流产的发生密切相关。治疗阴道毛滴虫首选甲硝唑口服,但目前在妊娠前3个月仍需禁用口服及注射制剂的甲硝唑,可使用局部用药治疗阴道毛滴虫感染,妊娠的后期可根据疾病治疗的需要谨慎选择口服和注射制剂的甲硝唑。

温馨提示

　　(1)阴道滴虫病应及时治疗,有症状的妊娠期妇女不管妊娠到什么阶段都需要检查和治疗,否则会导致炎症的加重甚至发生不良妊娠结局。

　　(2)妊娠期间不可随意用药,应谨遵医嘱或咨询专业药师。

　　(3)性伴侣治疗和避孕套使用可阻止进一步性传播。

--- 用 药 常 见 问 题 解 析 ---

Q1 甲硝唑和替硝唑都是硝基咪唑类的药物,哪样药物对滴虫的治疗更有效?

答: 硝基咪唑类的药物是美国食品药品监督管理局(Food and Drug Administration,FDA)批准用于治疗滴虫病的唯一药物种类。与甲硝唑相比,替硝唑价格稍贵,但在血清和生殖道浓度更高,半衰期更长。甲硝唑方案对滴虫病的治愈率为84%～98%,替硝唑方案对滴虫病的治愈率为92%～100%。具体根据患者对药物的耐受情况选择药物。

Q2 诊断滴虫病时,口服甲硝唑有恶心不适等反应,能否首选甲硝唑凝胶局部治疗?

答: 滴虫病口服甲硝唑治疗效果最佳,如患者可耐受恶心不适症状,仍应首选口服甲硝唑治疗,如确不能耐受时方考虑局部应用甲硝唑凝胶治疗滴虫病,但患者应知晓阴道局部给药疗效弱于口服给药。甲硝唑可能导致恶心等消化道不适,宜在饭后立即服用,可减轻甲硝唑对消化道的刺激。

Q3 细菌性阴道炎反复发作,是否可以重复使用既往使用的药物?

答: 首先要明确是否是细菌性阴道炎,不能仅凭症状就诊断,或自己诊断治疗。对于复发患者可选择不同的治疗方案,初次复发仍可采取与前次相同的治疗方案。对于推荐方案治疗后多次复发的患者,可选用甲硝唑凝胶抑制性治疗,即甲硝唑凝胶,每周2次,持续4～6个月,可减少复发,但疗效可随抑制性治疗中断而终止。在口服硝基咪唑治疗后,在缓解期应用阴道内硼酸和甲硝唑凝胶抑制性治疗可用于治疗复发性细菌性阴道炎。

Q4 对甲硝唑过敏或不耐受的细菌性阴道炎患者该如何选择用药?

答: 对口服甲硝唑不耐受的患者可选择服用克林霉素治疗,也可选择应用局部甲硝唑凝胶治疗。

Q5 妊娠期患细菌性阴道炎,是否需要治疗,如何选用药物?

答: 妊娠期治疗细菌性阴道炎唯一确定的益处是缓解阴道感染症状和体征。对有症状妊娠期妇女的治疗与非妊娠期相同,选用口服甲硝唑治疗。美国FDA以及《抗菌药物临床应用指导原则(2015年版)》都把甲硝唑列为妊娠B类药物,即明确指征时慎用。所以如果病情需要,确实没有更好的药物选择,权衡利弊后是可以使用的。但妊娠前3个月仍应避免使用口服及注射甲硝唑制剂。克林霉素用于妊娠期妇女是安全的,口服克林霉素的治愈率为85%。

Q6 细菌性阴道炎主要是阴道内的菌群失调,是否可以增加有利于乳酸杆菌生长的药物?

答: 尚无研究支持乳酸杆菌制剂或益生菌可作为替代或辅助方法治疗细菌性阴道炎。

Q7 外阴阴道念珠菌病反复发作与性伴侣有关吗？什么时候需要就诊？

答： 外阴阴道念珠菌病通常不是性接触传播，不推荐常规治疗性伴侣，但对反复发病者和性伴侣出现龟头炎可予治疗，治疗选用局部抗真菌药。

Q8 外阴阴道念珠菌病反复发作，有没有更好的方法治疗？

答： 可以考虑强化治疗和巩固治疗。强化治疗选择7～14天的长疗程局部治疗或口服氟康唑150毫克，1次/72小时，共3次（第1天、第4天和第7天）。强化治疗应持续到患者的症状消失及念珠菌培养阴性。巩固治疗可选用口服氟康唑150毫克，1次/周，疗程通常为6个月。

Q9 妊娠后发现患外阴阴道念珠菌病，是否可以口服咪唑类药物治疗？

答： 妊娠合并外阴阴道念珠菌病以局部治疗为主，只有局部咪唑类药物1周疗法推荐用于妊娠期妇女，禁用口服咪唑类药物。

Q10 外阴阴道念珠菌病患者同时患糖尿病或应用皮质类固醇激素治疗，用药有什么注意事项？

答： 通常此类体质虚弱患者对短疗程方案治疗反应差。应尽量改善免疫受损状况，且需要延长治疗疗程（达7～14天）。

Q11 阴道炎治疗后没有异常分泌物及不适症状,什么时候停药?

答： 异常的分泌物只是阴道炎的一种临床表现,治疗效果究竟如何还是需要妇科检查和取阴道分泌物检查来明确,决定下一步治疗方案。抗菌药物的使用有规定的疗程,不能擅自停药,且抗菌药物使用时间也与患者感染程度、合并疾病及感染细菌不同而异,具体的使用时间要咨询医师。

Q12 哺乳期服用甲硝唑有什么需要注意的?

答： 哺乳期应避免口服及注射用甲硝唑制剂,以免甲硝唑进入乳汁对婴儿产生影响,可选用局部给药的方法治疗。如服用甲硝唑,应在服用后12～24小时内避免哺乳。服用替硝唑应在服药后3天内避免哺乳。

祝子明　祝　茹　张年宝

疾病二　宫颈炎

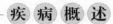

概述

宫颈炎是育龄期妇女常见疾病之一,包括宫颈阴道部炎症和宫颈管黏膜炎症。宫颈管黏膜上皮为单层柱状上皮,抗感染力较差,容易发生感染,临床多因急性宫颈管炎症未得到及时治疗或病原体的持续存在,形成慢性宫颈炎。

分类

宫颈炎分急性宫颈炎和慢性宫颈炎。急性宫颈炎是子宫颈发生急性炎症,包括局部充血、水肿,组织见大量中性粒细胞浸润,腺腔内有脓性分泌物。慢性宫颈炎是宫颈间质内有大量淋巴细胞、浆细胞等慢性炎细胞浸润,可伴有子宫颈腺上皮及间质的增生和鳞状上皮化生。

发病原因

急性宫颈炎主要由多种病原体引起,也可以是物理因素、化学因素或机械性宫颈损伤，子宫颈异物诱发感染，如人工流产、分娩、节育器的放置。主要的病原体有通过性传播的淋病奈瑟菌及沙眼衣原体，内源性病原体有生殖道支原体和诱发细菌性阴道炎的病原体。慢性宫颈炎是由急性宫颈炎症迁延或病原体的持续感染形成。

临床表现

1. 急性宫颈炎　　主要表现是阴道分泌物增多，黏稠脓性，伴外阴瘙痒及灼热感。妇科检查可见宫颈充血、水肿，见脓性分泌物，有接触性出血。以性活跃期女性多见。

2. 慢性宫颈炎　　多无症状，少数有阴道分泌物增多，淡黄色或脓性，性交后出血，偶有瘙痒不适。妇科检查可见宫颈呈糜烂样改变，宫颈肥大或息肉形成，或黄色分泌物覆盖子宫颈口或从子宫颈口流出。

治疗选择

1. 急性宫颈炎的治疗　　主要是抗生素治疗，分经验性治疗和病因治疗。

（1）经验性治疗：针对衣原体的治疗，选择四环素类、红霉素类和喹诺酮类抗菌药物。

（2）针对病原体的抗生素治疗：① 淋病奈瑟菌感染，常用头孢菌素；由于淋病奈瑟菌感染常伴有衣原体感染，因此，若为淋菌性宫颈炎，治疗时除选用抗淋病奈瑟菌药物外，同时应用抗衣原体感染药物。② 沙眼衣原体感染，选择四环素类、红霉素类和喹诺酮类抗菌药物。③ 合并细菌性阴道炎，选用硝基咪唑类，如明确是衣原体或淋病奈瑟菌感染时，性伴侣必须进行检查和治疗。

2. 慢性宫颈炎的治疗　　要根据不同病变采用不同的治疗方

法。表现为糜烂改变,但无症状的生理性柱状上皮异位,无须特殊处理。糜烂改变伴有分泌物增多或接触性出血,可以采用局部的物理治疗,如激光、微波、冷冻等,也可以宫颈局部上药,如中药保妇康栓等。宫颈物理治疗前注意:常规子宫颈筛查,排除异常病变;避免在生殖道急性期手术;创面在4～8周愈合,避免盆浴、性交及阴道冲洗。

预后

急性宫颈炎治疗不彻底,容易转变为慢性宫颈炎。

——— 药 物 治 疗 ———

治疗目标

消除急性期炎症和病原体,直至临床症状消失。

常用药物

1. 抗生素治疗　　对宫颈炎最主要的治疗药物是抗生素,见表2。

2. 局部阴道灌洗、给药　　1:5 000高锰酸钾溶液或1:1 000苯扎溴铵溶液灌洗、坐浴,症轻者可每周1次用棉签蘸5%～10%碘酊溶液涂于糜烂面。中药洗剂洁尔阴,适用于各种急、慢性宫颈炎,一般以10%的药液进行阴道冲洗或坐浴。

联合用药注意事项

1. 阿奇霉素

(1)与抑酸剂合用,阿奇霉素血药浓度降低,不应同一时间服用。

表2　宫颈炎常用治疗药物

药物分类	常用药物	适应证	禁忌证	用法用量及疗程	不良反应	贮藏条件
头孢菌素	头孢曲松钠	单纯性淋病奈瑟菌感染宫颈炎	对头孢菌素类抗生素过敏者禁用	250毫克，肌内注射，单次给药	①常见：稀便或腹泻、恶心、呕吐、腹痛、结肠炎、黄疸、胀气、消化障碍、消化不良、口腔炎和舌炎、嗜酸性细胞增多、白细胞减少、粒细胞减少、溶血性贫血、血小板减少。②罕见：过敏性皮炎、盛肾、寿麻疹等。③偶见：肝肾功能异常、生殖道霉菌病、发热、寒战。肝肾功能不全、过敏反应、粒性皮炎、凝血障碍、肾功能不容减少、肌酐清除率降低、以及碱性磷酸酶尿素氮和血清氨基转移酶等升高	遮光，密闭，阴凉（不超过20℃）干燥处保存
氨基糖苷类	大观霉素		对本品及氨基糖苷类抗生素过敏者及肾病患者禁用	4克，单剂1次肌内注射		
大环内酯类	阿奇霉素	淋病奈瑟菌、沙眼衣原体感染所致宫颈炎	已知对阿奇霉素、红霉素、其他大环内酯类或酮内酯类药物过敏者禁用。以前使用阿奇霉素后有胆汁淤积性黄疸或肝功能不全病史者禁用	1克，单剂口服1次	①常见：恶心、呕吐、腹泻、稀便、腹痛、皮疹、瘙痒、厌食、阴道炎、头晕、呼吸困难。②少见：消化不良、胃肠胀气、黏膜炎、口腔念珠菌病、胃炎、头痛、嗜睡、支气管痉挛、味觉异常等。③偶见：关节痛、寿麻疹等过敏反应、心律不齐、室性心动过速（伴膜性结肠炎、舌染色、间质性肾炎、急性肾衰竭、血小板减少、肝炎、肝衰竭、神经质、焦虑、多形性红斑、肝功能衰竭、听力丧失、耳鸣	密闭，在干燥处保存

（续表）

药物分类	常用药物	适应证	禁忌证	用法用量及疗程	不良反应	贮藏条件
四环素类	多西环素	淋病奈瑟菌、沙眼衣原体、支原体感染宫颈炎	四环素类药物过敏者禁用	一次100毫克，每天2次，连用7天	①常见：恶心、呕吐、腹痛、腹泻、肝损伤、皮肤红斑，长期应用致二重感染、口干、咽炎、口角炎、舌炎；②少见：荨麻疹、血管神经性水肿、过敏性紫癜、心包炎、光敏反应；③偶见：胰腺炎、过敏性休克、哮喘、溶血性贫血、血小板减少、中性粒细胞减少、嗜酸性粒细胞减少、所内压增高	遮光、密封保存
喹诺酮类	左氧氟沙星	沙眼衣原体感染宫颈炎	对本品及氟喹诺酮类药过敏的患者禁用	500毫克，每天1次，连用7天	①常见：胃肠道反应、过敏反应、中枢神经系统反应；②偶见：结晶尿、关节疼痛，血尿、发热等同质性肾长表现；③少数患者可发生血清转氨酶升高，血清尿素氮升高及白细胞、血小板降低	遮光、密封保存
止带剂——清热化湿	保妇康栓	用于湿热瘀滞所致的慢性宫颈炎	妊娠12周内禁用；脾肾阳虚所致带下者慎用；过敏体质者慎用	洗净外阴部，将栓剂塞入阴道深部；或在医师指导下用药，每晚1粒	①罕见用药后出现暂时性体温升高或畏寒、寒战现象，多为老年女性或雌激素水平低下者，减量或停药后可自行消退；②罕见用药部位灼热感、疼痛、红肿、皮疹、过敏等，停药后逐渐缓解直至消失；③有报道使用本品可致白细胞增多、阴道出血、腰腿疼等不良反应	遮光、密闭，阴凉干燥处保存

（2）与麦角类药物合用，可引起麦角中毒，不能同时服用。

（3）与香豆素类口服抗凝剂合用，可使抗凝作用增强，用药后应注意经常监测凝血酶原时间。

（4）与环孢素合用时，可显著提高环孢素药效，必须慎重，如无法避免同时使用，应监测环孢素的血药浓度，以便调整剂量。

2. 多西环素

（1）与碳酸氢钠、铁剂、氢氧化铝、镁盐制剂等含金属离子药物或食物同服，药物吸收降低，需要合用时，这些药物应至少在服用左氧氟沙星前后2小时再服用。

（2）与口服避孕药合用，避孕药效果降低，并增加经期外出血，不推荐联合使用。

（3）可使地高辛吸收增加，导致地高辛中毒，建议合用时监测地高辛的血药浓度。

3. 左氧氟沙星

（1）抑酸药、硫糖铝、金属阳离子及多种维生素制剂可影响左氧氟沙星的胃肠道吸收，导致全身药物浓度降低，需要合用时，这些药物应至少在服用左氧氟沙星前后2小时再服用。

（2）与华法林合用，可延长凝血酶原时间，建议合用时应监测凝血酶原时间、国际标准化比值，并密切观察有无出血表现。

（3）与降血糖药联合使用可能导致血糖紊乱，建议合用时应密切监测血糖水平。

（4）与非甾体类抗炎药同时使用可以增加发生中枢神经系统刺激和抽搐发作的危险，不推荐联合使用。

（5）与茶碱合用可导致茶碱的清除半衰期延长、血药浓度升高，从而增加茶碱相关不良反应的发生率，建议合用时密切监测茶碱血药浓度,及时对药物剂量进行调整。

🍃 特殊人群用药指导

1. 妊娠期妇女用药指导   妊娠合并宫颈炎患者用药时应非常慎重,遵医嘱定期门诊随访。决定用药时,选择同类药物中对胎儿影响最小的药物,用药时清楚了解孕周,严格掌握剂量,及时停药。妊娠过程中可选择较为安全的头孢菌素类,妊娠早期(即妊娠的前3个月)避免应用甲硝唑等抗菌药,妊娠后期避免应用磺胺药,妊娠全程避免应用四环素类、大环内酯类、氨基糖苷类、喹诺酮类抗菌药物。

2. 老年人用药指导   老年人具有免疫功能降低及组织器官功能退化的生理功能特点,应用抗生素时应避免肝肾损伤,必要时监测肌酐清除率。肝损害药物如磺胺类、四环素类使用时,随时监测肝功能并观察不良反应,根据监测结果调整剂量。氨基糖苷类药物会导致肾中毒和耳中毒危险。而耳毒性是不可逆的,使用时要慎重,具体应遵医嘱调整给药方案。

3. 肝肾功能不全患者用药指导   主要经肾排出或具有肾毒性的抗菌药物,如氨基糖苷类,肾功能减退的患者应用尽量避免使用,如确有指征时,需进行血药浓度监测,据以调整给药方案,达到个体化给药,同时严密监测患者肾功能,此类药物对肝功能减退者不需调整剂量。经肾、肝两种途径排出体外的抗菌药物,其本身的毒性不大,如头孢菌素类,肝肾功能不全患者在使用此类药物时需减量应用。宫颈炎合并肝肾功能不全患者建议使用阿奇霉素、多西环素,可按原治疗量或略减。具体用药根据患者实际情况,遵医嘱制订个体化给药方案。

用药案例解析

案·例

病史：患者，女性，38岁，阴道分泌物增多伴血丝，当地医院检查后诊断"急性宫颈炎"，予抗生素治疗后症状好转，自行停药，未按医嘱随访，半年后再次出现白带有血丝，阴道镜病理提示宫颈原位癌，住院行全子宫切除。

解析：宫颈炎是性活跃期女性的常见疾病，没有受到足够的重视，多数患者选择自行用药，或用药症状改善后自行停药，或等待观察，常延误诊治。该患者的宫颈炎症处于急性期，药物治疗控制急性炎症后，应及时随访，避免急性炎症迁延转变为慢性炎症，同时应在非急性期排除宫颈病变的可能。

温 馨 提 示

（1）宫颈炎症急性期不能随意停药或减量，应谨遵医嘱定期门诊随访，否则会导致炎症的加重或迁延不愈。

（2）急性宫颈炎治疗后应进行宫颈疾病的筛查，避免遗漏其他宫颈病变。

用 药 常 见 问 题 解 析

Q1 现在市场上有很多种抗生素，有什么区别？作用都是一样的吗？

答： 每种抗生素都有其治疗的敏感菌群，抗菌效果不一样。急性宫颈炎治疗最有效的办法是针对病原体的治疗，选择对病原体敏感的抗生素，按疗程服用。

Q2 宫颈炎症都需要使用抗生素吗？

答： 及时就医，明确是否为急性宫颈炎，且应注意抗生素不是治疗宫颈炎的"神药"，慢性宫颈炎不需要抗生素治疗。过多使用抗生素会使病菌产生耐药性，破坏阴道内的菌群，导致真菌生长旺盛，形成"霉菌"性阴道炎。

Q3 许多时候使用阴道冲洗的药物就能改善症状，是不是可以反复使用药物清洗阴道，如高锰酸钾类溶液？

答： 高锰酸钾是一种极强氧化剂，具有良好的杀菌作用。正常妇女的前庭大腺分泌的一种黄白色液体，可润滑阴道口。有些女性误认为是炎症，每天使用高锰酸钾溶液清洗私处，不仅会刺激和腐蚀外阴皮肤和阴道黏膜，还会吸收该处水分，造成阴部皮肤干燥。另外，健康女性阴道为弱酸性。阴道内还生存着大量有益的阴道杆菌。如果长期使用高锰酸钾溶液，就会杀死大量有益的阴道杆菌，使阴道失去酸性环境，形成阴道的炎症和宫颈炎。女性有异常白带的出现，一定要经过妇科医师检查，在医师的指导下用药。

Q4 宫颈柱状上皮异位需要药物治疗吗？

答： 宫颈柱状上皮异位不是疾病，只是宫颈炎症的一种临床表现，没有异常的临床表现，如白带多、颜色异常、异常接触性出血等,是不需要药物治疗的。

Q5 患者服用治疗宫颈炎性的药物,可以哺乳吗?

答: 基于现有的研究,尽管在乳汁中药物的浓度低,但所有药物在使用前仍需告知和咨询专科医师。

Q6 患者准备生育,能不能用药?

答: 对于有生育要求的患者,急性宫颈炎发作时肯定需要用药,严格避孕。慢性宫颈炎可以局部使用药物,但具体的药物还要咨询专科医师。

Q7 患者可以吃点中草药治疗宫颈炎性疾病吗?

答: 一些患者采用中草药来缓解症状,然而目前没有相关科学研究证据证实中草药能治愈宫颈炎。对于一些患者认为有效的情况,我们无法判断这是中草药治疗的效果,还是患者心理作用所致。如果患者想采取中草药治疗,请先咨询医师,并千万不要放弃常规治疗,尤其是在宫颈炎急性发作期。

Q8 现在没有异常分泌物,抗生素什么时候可以停?

答: 抗生素的使用有规定的疗程,具体的使用时间要咨询专科医师,不能擅自停药。异常的分泌物只是宫颈炎的一种临床表现,具体还是需要妇科检查和取阴道分泌物检查来明确治疗效果,决定下一步治疗方案。

Q9 使用头孢菌素类药物过敏,我该怎么办?

答: 可以选择对病原体敏感的其他抗生素,也可以选择宫颈的局部用药,或阴道的冲洗。

Q10 急性宫颈炎患者再患其他疾病如何处理? 如感冒、发热怎么办? 服用治疗这些疾病的药对宫颈炎的病情有影响吗?

答: 大部分用药不会影响急性宫颈炎的治疗,但建议就诊其他疾病时一定要告知其他科医师患有急性宫颈炎及现在服用的药物,当出现严重或复杂情况时,需要重新制订给药治疗方案。

祝　茹　朱金燕

疾病三　盆腔炎

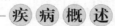

疾病概述

概述

　　盆腔炎是女性内生殖器及其周期结缔组织和盆腔腹膜发生炎症,属于上生殖道感染,包括子宫内膜炎、输卵管炎、输卵管卵巢脓肿、盆腔结缔组织炎及盆腔腹膜炎。盆腔炎性疾病主要在年轻的性成熟女性中流行,最常见的发病年龄为20～35岁,估计占女性性成熟人口的1%～2%,发病率受性传播疾病的影响较大。国内的研究发现盆腔炎的患者约占门诊就诊患者的10%。

分类

　　1. **急性盆腔炎**　多见于有月经、性活跃的妇女。炎症可局限于一个部位,也可同时累及几个部位,最常见的是输卵管炎及输卵管卵巢炎,单纯的子宫内膜炎或卵巢炎较少见。

　　2. **慢性盆腔炎**　是一种慢性炎症。常为急性盆腔炎未彻底治疗,或患者体质较差,病程迁延所致,但是也有的患者并无急性盆腔炎症病史过程,而直接表现为慢性盆腔炎。慢性盆腔炎病情较顽固,可导致月经紊乱、白带增多、腰腹疼痛及不孕。

发病原因

盆腔炎约85%是由性传播疾病或细菌性阴道炎相关的病原体引起的,主要的病原体为沙眼衣原体和(或)淋病奈瑟菌,一些需氧菌、厌氧菌、病毒和支原体等也参与盆腔炎的发生。

临床表现

盆腔炎的临床表现各异,急性盆腔炎的典型症状表现有发热、腹部疼痛拒按、白带量多,可伴乏力、腰痛、月经失调;病情严重者可见高热、寒战、头痛、食欲缺乏。如有腹膜炎,则出现恶心、呕吐、腹胀等消化系统症状。慢性盆腔炎的典型症状主要有月经紊乱、盆腔炎症和粘连、腰腹疼痛、下腹部坠痛等症状,若出现慢性附件炎,则有肿块,久而久之,易导致不孕,此病病程较长,部分患者可出现神经衰弱症状。

治疗选择

1. 抗菌药物治疗　　盆腔炎以抗菌药物治疗为主,根据经验选择广谱抗菌药物覆盖可能的病原体,包括淋病奈瑟菌、沙眼衣原体、支原体、厌氧菌和需氧菌等。获知病原菌检查结果后,结合治疗反应调整用药。抗菌药物剂量应足够,疗程宜14天,以免病情反复发作或转成慢性盆腔炎。症状严重者初始治疗时宜静脉给药,病情好转后可改为口服。常用抗生素有青霉素类、头孢菌素类、林可霉素类、喹诺酮类、大环内酯类等。

2. 中药治疗　　中药在盆腔炎的治疗中具有一定作用。在抗菌药物治疗的基础上,辅以康妇消炎栓、桂枝茯苓胶囊、红花如意丸等中药,可以减少慢性盆腔炎后遗症的发生。

3. 手术治疗　手术指征包括:① 药物治疗无效。输卵管、卵巢脓肿或盆腔脓肿经药物治疗48～72小时,体温持续不降、感染中毒症状未改善或包块增大者,应及时手术。② 肿块持续存在。经药物治疗2周以上,肿块持续存在或增大,应手术治疗。③ 脓肿破裂。

预后

超过85%的盆腔炎患者经药物等非手术治疗能改善临床症状,部分遗留长期后遗症,约15%的患者因病情进展需要采取手术治疗。

药 物 治 疗

治疗目标

急性盆腔炎治疗的短期目标为临床、微生物学的治愈,远期目标为预防长期后遗症如不孕、异位妊娠、反复感染和慢性盆腔痛等。慢性盆腔炎以减轻或消除临床症状为主。

常用药物(见表3)

联合用药注意事项

1. 头孢西丁　与氨基糖苷类药物同时应用可增加肾毒性,用药期间应监测肾功能。

表3 盆腔炎常用治疗药物

药物分类	常用药物	适应证	禁忌证	用法用量及疗程	不良反应	贮藏条件
头霉素类	头孢西丁	淋病奈瑟菌、厌氧菌感染的盆腔炎	对头霉素及头孢菌素抗生素过敏者禁用。避免用于有青霉素过敏性休克病史者	2克,肌内注射,单次给药,然后改为其他二代或三代头孢菌素类药物口服给药,共持续14天	①常见:血栓性静脉炎、局部疼痛、硬结;②少见:嗜酸性粒细胞增多、药物热、呼吸困难、间质性肾炎、血管神经性水肿、腹泻、肠炎、恶心、呕吐、肝酶升高、血尿肌酐升高;③偶见:过敏性皮疹、荨麻疹、瘙痒	阴凉干燥处避光保存
头孢菌素类	头孢曲松	单纯淋病奈瑟菌感染的盆腔炎	对头孢菌素类抗生素过敏者禁用	250毫克,肌内注射,单次给药,然后改为其他二代或三代头孢菌素类药物口服持续14天	①常见:稀便或腹泻、恶心、呕吐、腹痛、结肠炎、黄疸、胀气、味觉障碍、消化不良、口腔炎和舌炎,嗜酸细胞增多、白细胞减少、粒细胞减少、溶血性贫血、血小板减少、皮疹、过敏性皮炎、盛存、荨麻疹等;②罕见:头痛、头晕、静脉炎、肝肾功能异常、生殖道霉菌病、发热、寒战;③偶见:伪膜性肠炎、凝血功能障碍、肾功能不全	遮光、密闭、阴凉处(不超过20℃)干燥处保存
四环素类	多西环素	淋病奈瑟菌、沙眼衣原体、支原体感染的盆腔炎	有四环素类药物过敏史者禁用	每次口服100毫克,每天2次,连服14天	①常见:恶心、呕吐、腹痛、腹泻、肝损伤、皮肤红斑、长期应用致二重感染、口干、咽炎、口角炎、舌炎;②少见:荨麻疹、血管神经性水肿、过敏性紫癜、心包炎、光敏反应;③偶见:胰腺炎、血小板减少、哮喘、溶血性贫血、过敏性休克、中性粒细胞减少、嗜酸粒性粒细胞减少、质内压增高	遮光、密封保存

（续表）

药物分类	常用药物	适应证	禁忌证	用法用量及疗程	不良反应	贮藏条件
大环内酯类	阿奇霉素	淋病奈瑟菌、沙眼衣原体感染所致盆腔炎	已知对阿奇霉素、红霉素、其他大环内酯类或酮内酯类药物过敏的患者禁用。以前使用阿奇霉素后出现胆汁淤积性黄疸或肝功能不全病史的患者禁用	每次0.5克，口服或静脉滴注，每天1次，1～2天后改为每次0.25克口服，每天1次，连用5～7天	①常见：恶心、呕吐、腹泻、稀便、腹痛、皮疹、瘙痒、厌食、阴道炎、头晕、呼吸困难；②少见：消化不良、胃肠胀气、黏膜炎、口腔念珠菌病、胃炎、头痛、支气管痉挛、味觉异常等；③偶见：关节痛、荨麻疹等过敏反应、心律不齐、室性心动过速、伪膜性肠炎、间质性肾炎、急性肾衰竭、血小板减少、肝炎、肝衰竭	密闭，在干燥处保存
喹诺酮类	左氧氟沙星	淋病奈瑟菌、沙眼衣原体、支原体所致的盆腔炎	对本品及氟喹诺酮类药过敏的患者禁用	每次口服或静滴0.5克，每天1次，连用14天，需与甲硝唑联用	①常见：胃肠道反应、中枢神经系统反应、过敏反应；②偶见：结晶尿、关节疼痛、血尿、发热等特异质性肾损表现；③少数患者可发生血清转氨酶升高、血清尿素氮升高及白细胞、血小板降低	遮光，密封保存
硝基咪唑类	甲硝唑	厌氧菌所致盆腔炎	有活动性中枢神经系统疾病和血液病患者禁用	每次静滴0.5克，每12小时1次，连用14天，一般与左氧氟沙星或多西环素联用	①常见：恶心、呕吐、眩晕、腹部绞痛、食欲缺乏；②少见：荨麻疹、膀胱炎、排尿困难、口中金属味及白细胞减少等；③偶见：感觉异常、肢体麻木、共济失调、多发性神经炎，大剂量可致抽搐	遮光，密封保存

（续表）

药物分类	常用药物	适应证	禁忌证	用法用量及疗程	不良反应	贮藏条件
林可霉素类	克林霉素	厌氧菌所致盆腔炎	对克林霉素或林可霉素有过敏史者禁用。本品含苯甲醇，禁止用于儿童肌内注射	每次静滴900毫克，每天3次。一般与多西环素、庆大霉素联用，症状改善后继续静滴24小时后改为口服，共使用14天	①少见：药物性皮疹、一过性肝酶升高及黄疸；②偶见：恶心、呕吐、腹痛、腹泻、中性粒细胞减少、血小板减少、嗜酸性粒细胞增多、伪膜性结肠炎	遮光、密闭、阴凉处（不超过20℃）保存
止带剂——清热化湿	康妇消炎栓	清热解毒，利湿散结，杀虫止痒。用于湿热、湿毒所致的带下病、阴痒，阴蚀，症见下腹胀痛或腰骶胀痛，带下量多，色黄，阴部瘙痒，或有低热，神疲乏力，小便黄；盆腔炎见上述证候者	妊娠期妇女禁用；过敏体质者慎用	直肠给药，每次1粒，每天1～2次	过敏反应如皮肤瘙痒，出现荨麻疹，或伴有腹痛、腹泻	密封，阴凉处（不超过20℃保存）

（续表）

药物分类	常用药物	适应证	禁忌证	用法用量及疗程	不良反应	贮藏条件
活血消癥剂	桂枝茯苓胶囊	活血、化瘀、消癥，用于妇人淤血阻络所致癥块、经闭、痛经、产后恶露不尽；慢性盆腔炎见上述证证候者	妊娠期妇女禁用；经期停服；体弱、阴道出血量多者慎用	口服，每次3粒，每日3次。饭后服，疗程一般为12周，或遵医嘱	偶见药后胃脘不适、隐痛，停药后可自行消失	密闭，防潮
调经剂——活血调经	红花如意丸	祛风镇痛、调经活血，祛斑。可用于慢性盆腔炎的辅助治疗	肝肾功能不全，造血系统疾病，妊娠期及哺乳期妇女禁用	口服，每次1～2克，每天2次	尚不明确	密封

2. 多西环素

（1）与碳酸氢钠、铁剂、氢氧化铝、镁盐制剂等含金属离子药物或食物同服，药物吸收降低，需要合用时，这些药物应至少在服用左氧氟沙星前后2小时再服用。

（2）与口服避孕药合用，避孕药效果降低，并增加经期外出血，不推荐联合使用。

（3）可使地高辛吸收增加，导致地高辛中毒，建议合用时监测地高辛的血药浓度。

3. 阿奇霉素

（1）与环孢素同时应用时可增加环孢素的血药浓度，建议合用时监测环孢素的血药浓度。

（2）与香豆素类口服抗凝药合用时可使抗凝作用增强，用药期间应经常监测凝血酶原时间。

（3）与麦角合用存在麦角中毒的可能，不推荐与麦角类衍生物同时使用。

（4）可影响地高辛肠内代谢，从而使地高辛血药浓度升高，建议合用时监测地高辛血药浓度。

（5）与抑酸药同时服用时，可影响阿奇霉素的峰浓度，对于需要联合用药的患者，建议不同时间分开服用。

4. 左氧氟沙星

（1）抑酸药、硫糖铝、金属阳离子及多种维生素制剂可影响左氧氟沙星的胃肠道吸收，导致全身药物浓度降低，需要合用时，这些药物应至少在服用左氧氟沙星前后2小时再服用。

（2）与华法林合用，可延长凝血酶原时间，建议合用时应监测凝血酶原时间、国际标准化比值，并密切观察有无出血表现。

（3）与降糖药联合使用可能导致血糖紊乱,建议合用时密切监测血糖水平。

（4）与非甾体类抗炎药同时使用可以增加发生中枢神经系统刺激和抽搐发作的危险,不推荐联合使用。

（5）与茶碱合用可导致茶碱的清除半衰期延长、血药浓度升高,从而增加茶碱相关不良反应的发生率,建议合用时密切监测茶碱血药浓度及时对药物剂量进行调整。

5.甲硝唑　　与华法林等抗凝药合用可使抗凝作用增强,建议合用时应经常监测凝血酶原时间。

🍑 特殊人群用药指导

1.儿童用药指导

（1）四环素类抗菌药物:影响骨和牙齿发育,8岁以下儿童禁用。

（2）喹诺酮类抗菌药物:影响软骨发育,18岁以下的小儿及青少年禁用。

2.老年人用药指导　　左氧氟沙星大部分从肾脏排泄,而老年人肾功能减退的可能性较大,在选择左氧氟沙星剂量时应特别谨慎,且需监测肾功能。

3.妊娠期和哺乳期妇女用药指导　　妊娠期和哺乳期妇女在用药方面应慎重,必须用药时,应选择同类药物中对胎儿影响最小的药物,且在用药时了解孕周,严格掌握剂量和疗程。妊娠的前3个月避免应用甲硝唑,妊娠全程禁止应用多西环素、阿奇霉素及左氧氟沙星等抗生素。

4.肝肾功能不全用药指导

（1）左氧氟沙星主要经肾脏排泄,肾功能不全患者需减量。

（2）甲硝唑主要经肝代谢，肝功能不全者应酌情减量。

用药案例解析

案·例

病史：患者，28岁，孕3产1。上环后4天，出现发热、腹痛及阴道异常分泌物，自行口服抗生素治疗3天，腹痛和发热等症状加重。诊断急性盆腔炎，超声提示双侧输卵管脓肿可能，入院静滴抗生素治疗72小时后症状无缓解，持续高热，腹痛明显，紧急手术行取环术＋双侧输卵管切除，术后继续抗生素治疗。

解析：盆腔炎的治疗目标是改善短期症状，减少远期并发症。该患者有诱发盆腔炎的病史，自行口服药物，症状未得到控制，延误病情，进一步发展后必须进行手术治疗，丧失自然受孕机会。对于盆腔炎的患者，我们要早期发现，完善相关检查，及时进行经验性治疗，尤其要考虑衣原体和淋病奈瑟菌感染的可能，规范治疗能避免炎症的进一步发展及严重的后期并发症。

温馨提示

（1）盆腔炎症急性期的患者不能随意停药或减量，否则会导致炎症的加重或迁延不愈。

（2）炎症急性期患者用药，应谨遵医嘱定期门诊随访。

————— 用 药 常 见 问 题 解 析 —————

Q1 青霉素类过敏史,是否能用头孢类抗菌药物?

答: 头孢类抗菌药物与青霉素之间存在着一定的交叉变态反应,但发生率相对较低。特别是与三、四代头孢菌素的交叉变态反应更是罕见,但为了安全起见,建议用药前先进行皮试,皮试阴性者可以尝试使用。

Q2 妊娠后发现急性盆腔炎性疾病,怎么治疗,抗菌药物能用吗?

答: 妊娠期急性盆腔炎性疾病增加孕产妇死亡、死胎、早产的风险,建议住院治疗,抗菌药物能用,最好是接受静脉抗菌药物治疗,但在抗菌药物的选择上一定要非常慎重,可选择较为安全的头孢菌素类抗菌药物,禁止应用四环素类、大环内酯类、喹诺酮类和氨基糖苷类抗菌药物。妊娠的前3个月还应避免应用甲硝唑。在获知病原菌检查结果后,结合治疗反应再对具体用药进行调整。

Q3 上环后发生盆腔炎性疾病,用抗菌药物治疗后需要取环吗?

答: 一般在上环后3周容易发生盆腔炎性疾病,当上环后出现盆腔炎性疾病抗菌药物治疗有效时无须常规取出环,如果抗菌药物治疗48～72小时症状无改善,应考虑取出环。

Q4 患有盆腔炎性疾病,需要治疗性伴侣吗?

答: 患者发病前60天内接触过的性伴侣或60天前接触的最后一个性伴侣都应该检查和经验性治疗。淋病奈瑟菌或沙眼衣原体感染引起盆腔炎的患者的男性性伴侣常无症状,对这类患者至少进行经验性治疗,治疗期间禁止性生活。但具体的治疗方案还要咨询专科医师。

Q5 盆腔炎患者一般在门诊经药物治疗后多久临床症状会改善?

答: 该类疾病一般在药物治疗后3天内出现临床症状改善,如退热、腹部压痛减轻、子宫及其附件触痛及宫颈举痛减轻。如果用药后72小时症状无好转,建议住院,进一步评估治疗方案。

Q6 盆腔炎性疾病患者如何选择抗菌药物及治疗的疗程?

答: 根据经验选择广谱抗菌药物覆盖可能的病原体,包括淋病奈瑟菌、沙眼衣原体、支原体、厌氧菌和需氧菌等,根据疾病的严重程度决定静脉给药或非静脉给药。静脉给药的患者应在临床症状改善24小时以上,然后转为口服药物治疗,共持续14天。但具体的药物还要咨询专科医师。

Q7 盆腔炎患者的药物治疗有什么特殊要求?

答: 以抗菌药物治疗为主,所有的治疗方案都必须对淋病奈瑟菌和沙眼衣原体有效,子宫内膜和子宫颈的微生物检查无阳性发现并不能除外淋病奈瑟菌和沙眼衣原体所致的上生殖道感染，推荐的治疗方案中抗菌谱应覆盖厌氧菌。诊断后应立即开始治疗，及时合理地应用抗菌药物与远期预后直接相关。选择治疗药物时，应综合考虑安全性、有效性、经济性及患者依从性等因素。但具体的治疗药物还要咨询专科医师。

Q8 盆腔炎患者服药期间能饮酒吗？

答： 盆腔炎性疾病的治疗药物主要为抗菌药物，而抗菌药物中的部分药物在服药期间饮酒可能会导致严重的不良反应，如头孢类和硝基咪唑类药物在服用后饮酒，极有可能导致"双硫仑样反应"，即体内"乙醛蓄积"的中毒反应，临床可表现为颜面部及全身皮肤潮红、眼结膜充血、视物模糊、头晕、头痛、恶心、腹痛、腹泻、胸闷、气急、出汗、呼吸困难、神志不清、心动过速、血压下降，严重者可导致急性心力衰竭、急性肝损伤、心肌梗死、过敏性休克甚至死亡。此外，饮酒可能会导致疾病的复发或加重。故不建议在服药期间饮酒。

Q9 盆腔炎性疾病除了使用抗菌药物治疗外，还可以使用一些中药吗？

答： 中医、中药和物理治疗在盆腔炎性疾病的治疗中具有一定作用。在抗菌药物治疗的基础上，辅以康妇消炎栓、桂枝茯苓胶囊、红花如意丸等中药治疗，可以减少慢性盆腔痛后遗症的发生。但具体的治疗药物还要咨询专科医师。

黄　灿　祝　茹

疾病四　子宫内膜异位症

疾　病　概　述

🐛 概述

子宫内膜异位症简称内异症,是具有生长功能的子宫内膜组织(腺体和间质)出现在子宫腔被覆内膜及子宫肌层以外的部位形成的一种女性常见妇科疾病。近年来发病率呈上升趋势,是一种激素依赖性疾病,多发于20～45岁的育龄妇女,绝经后或切除双侧卵巢后异位内膜组织可逐渐萎缩吸收,妊娠或使用性激素抑制卵巢功能可暂时阻止此病的发展。子宫内膜异位症严重影响了患者的身心健康及生活质量,成为妇科疾病的疑难杂症之一。

🐛 分类

临床将子宫内膜异位症分为4种类型:卵巢型、腹膜型、深部浸润型及其他型。

🐛 发病原因

目前被广泛接受的是1921年Sampson提出的经血逆流的子

宫内膜种植学说。认为经血中的子宫内膜腺上皮和间质细胞可随经血经输卵管逆流进入盆腔，种植于盆腔脏器，继续生长、蔓延，形成盆腔子宫内膜异位症。另外，还有体腔上皮化生学说和诱导学说。子宫内膜发生异位后，是否形成子宫内膜异位症与患者的遗传因素、免疫功能和炎症反应等有关。

临床表现

临床上多以疼痛、不育为主要症状。70%～80%的患者有不同程度的盆腔疼痛，包括痛经、慢性盆腔痛、性交痛、肛门坠痛等。0～50%的患者不孕，还伴有经量过多或者周期紊乱。17%～44%的患者合并盆腔包块（子宫内膜异位囊肿）。子宫内膜异位至膀胱者，出现有周期性尿频、尿痛、血尿。腹壁瘢痕及脐部的子宫内膜异位症则出现周期性局部肿块及疼痛。肠道子宫内膜异位症患者可出现腹痛、腹泻或便秘，甚至有周期性少量便血。异位内膜侵犯和压迫输尿管时，可出现一侧腰痛和血尿，但极罕见。

治疗选择

根据患者的年龄、生育要求、症状的严重性、病变范围、既往治疗史以及患者的意愿等综合考虑，以达到"缩减和去除病灶，减轻和控制疼痛，治疗和促进生育功能，预防和减少复发"的目的。治疗措施要规范化与个体化。对盆腔疼痛、不孕以及盆腔包块的治疗要分别对待。治疗的方法可分为手术治疗、药物治疗、介入治疗、中药治疗及辅助治疗（如辅助生殖技术治疗）等。

❧ 预后

早期药物治疗能有效改善症状和提高生育力,妊娠能缓解甚至消除不适症状。部分患者需要持续药物治疗或手术。

——— 药 物 治 疗 ———

子宫内膜异位症妇女面临着两个主要问题,疼痛和不孕。疼痛无盆腔结节或附件包块患者,首选药物治疗。选择药物时应了解:① 药物治疗宜用于基本确诊的病例,不主张长期"试验性治疗";② 药物治疗尚无标准化方案;③ 各种方案疗效基本相同,但不良反应不同;④ 应考虑患者的意愿以及经济能力。

❧ 治疗目标

抑制卵巢功能,阻止异位症发展,降低病灶活性,减少粘连形成。

❧ 常用药物

子宫内膜异位症临床上常见治疗药物,见表4。

1. 子宫内膜异位症相关疼痛的治疗　　药物不良反应较多,患者发现有疼痛症状时应及时就医,在医师的指导下用药,切不可自行用药。同时建议临床医师在选择激素治疗子宫内膜异位症引起的疼痛时,应考虑患者的偏好、不良反应、疗效、成本和可用性。

2. 联合应用　　上述促性腺激素释放激素激动剂往往与其他激素类药物联合应用,联合应用时各药物使用剂量也有所不同。

表4　子宫内膜异位症临床上常用药物特点

药物分类	药物名称	适应证	禁忌证	用药时间	不良反应	贮藏条件
非甾体类抗炎药	塞来昔布	用于子宫内膜异位症引起的疼痛	对本品和磺胺过敏者禁用；服用阿司匹林或其他非甾体类抗炎药后诱发哮喘、荨麻疹或过敏反应的患者禁用；有活动性消化道溃疡或出血的或重度心力衰竭患者禁用	每次口服200毫克，每天1～2次，不可长期服用	①常见：恶心、呕吐、上腹部不适或疼痛等胃肠道反应。长期或大量服用可有胃肠道出血或溃疡；②少见：哮喘、等麻疹、血管神经性水肿或休克	阴凉干燥处
口服避孕药	复方块诺酮	避孕、子宫内膜异位症引起的痉痛	乳腺癌、生殖器官癌、阴道有不规则出血、肝功能异常或肝病病史、深部静脉或肝脏血栓、脑血管意外、高血压、心血管病、糖尿病、高血脂、精神抑郁症及40岁以上妇女	包括连续序贯（服用21天，间隔7天）或连续联合（连续服用）治疗。具体用药剂量为每天1片。可较长时间用药	①主要表现为恶心、呕吐、困倦、头晕、食欲减退、精神压抑、头痛、疲乏、体重增加、面部色素沉着、肝功能损害等；②漏服时可出现突破性出血；③35岁以上吸烟妇女，服用本品可致缺血性心脏病	密闭、置阴凉干燥处
合成孕激素	甲羟孕酮		患血栓性静脉炎、血栓栓塞性疾病、严重肝功能不全、高钙血症、过期流产、子宫出血、妊娠或对本品过敏者禁用	从每天10毫克开始，连服2周，改为每天20毫克，连服2周，改为每天30毫克，最大剂量为每天50毫克。连续治疗6～12个月	①乳房痛、溢乳、闭经、宫颈柱状上皮异位或宫颈分泌改变；②神经质、失眠、嗜睡、疲累、头晕；③消化道症状及肝功能异常	遮光、密封保存

（续表）

药物分类	药物名称	适应证	禁忌证	用药时间	不良反应	贮藏条件
雄激素衍生物	孕三烯酮	抑制子宫内膜异位症患者排卵；子宫内膜异位症引起的疼痛；抗孕、雌激素	妊娠期、哺乳期妇女，严重心、肝或肾功能不全的患者；既往使用雌激素治疗时发生代谢或血管疾病的患者	每次2.5毫克，每周2次，第1次于月经第1天服用，3天后服用第2次，以后每周相同时间服用，共6个月。如痛经不改善可将剂量增加为2.5毫克，每周3次，2个疗程	①常见：阴道点滴出血，痤疮，皮脂溢，液体潴留，体重增加，多毛，声音改变，脱发等；②少见：肝酶升高，头痛，胃肠功能紊乱，性欲改变，潮热，乳房变小，神经紧张及抑郁，腹痛，食欲改变，关节痛；③个例：颅内压增高	遮光，密闭保存
促性腺激素释放激素激动剂	醋酸亮丙瑞林	子宫内膜异位	妊娠期妇女或有可能妊娠的妇女，哺乳期妇女，有性质不明的异常的阴道出血者，对本制剂成分、合成的促性腺激素释放激素或促性腺激素释放激素衍生物有过敏史者	皮下注射，每4周1次，每次3.75毫克，初次给药应从月经周期的1～5天开始，共用3～6个月或更长时间	①常见：发热，颜面潮红，发汗等；②少见：骨疼痛，四肢疼痛，排尿困难，血尿，心电图异常，心胸比例增大，恶心，呕吐，皮疹蕁麻，水肿，胸部压迫感，发冷，疲倦，听力衰退，肝酶上升，性欲减退，精神抑郁症等	20℃以下密封保存

促性腺激素释放激素激动剂＋反向添加疗法，即采用促性腺激素释放激素激动剂治疗时联合使用激素，将体内雌激素的水平维持在不刺激异位内膜生长而又不引起围绝经期症状及骨质丢失的范围（雌二醇水平在146～183皮摩尔/升），则既不影响促性腺激素释放激素激动剂的治疗效果，又可减轻不良反应。

（1）与雌、孕激素连续联用：戊酸雌二醇0.5～1.5毫克/天，或结合雌激素0.3～0.45毫克/天，或每天释放25～50微克的雌二醇贴片，或雌二醇凝胶1.25克/天经皮涂抹；孕激素多采用地屈孕酮5毫克/天或醋酸甲羟孕酮2～4毫克/天。也可采用复方制剂雌二醇屈螺酮片，每天1片。

（2）与孕激素联用：每天醋酸炔诺酮1.25～2.5毫克。

（3）与替勃龙联用：推荐连续应用替勃龙1.25～2.5毫克/天。

何时添加治疗剂量应个体化，具体应遵医嘱，有条件者应监测雌激素水平。

🐝 联合用药注意事项

1. 塞来昔布

（1）本品与阿司匹林合用时，可增加胃肠道溃疡和其他并发症发生率。

（2）与氟康唑合用时，可致本品血药浓度升高，应给予最低推荐剂量。

（3）与锂盐合用时，可致锂盐血药浓度升高，在开始使用和停药本品时均需监测锂盐血药浓度。

（4）与华法林合用可致凝血酶原时间延长而导致出血风险增加。

2. 甲羟孕酮　　与肾上腺皮质激素合用,可促进血栓症的发生。

3. 孕三烯酮　　　与抗癫痫药物或利福平合用,可能加快孕三烯酮的代谢。

4. 醋酸亮丙瑞林　　　与性激素类化合物合用,疗效将降低。

🐛 特殊人群用药指导

1. 青少年患者用药指导　　口服避孕药一般是青少年子宫内膜异位症患者的一线治疗药物。孕激素治疗有效,但长期使用可能发生无法逆转的骨质丢失。因此,青少年子宫内膜异位症患者应慎用单一的孕激素类药物。再者,促性腺激素释放激素激动剂由于可引起骨质丢失,对于尚未达到骨密度峰值的青少年患者,应用此药对骨质的沉积有一定的影响。因此建议,对年龄≤16岁的青少年子宫内膜异位症患者,选用连续或周期性口服避孕药作为药物治疗的一线方案。具体用药方案应遵医嘱。

2. 育龄期患者用药指导　　对无明显盆腔包块及不孕的痛经患者,可选择的一线药物包括非甾体类抗炎药、口服避孕药及高效孕激素,二线药物如促性腺激素释放激素激动剂。一线药物治疗无效改二线药物治疗,如依然无效,应考虑手术治疗。

3. 肝肾功能不全患者用药指导　　　肝肾功能不全患者明确诊断后,避免或减少使用肝或肾毒性大的药物,合理用药。非甾体类抗炎药、口服避孕药、孕激素、雄激素等均可加重肝肾损伤,应慎用,此类患者建议使用促性腺激素释放激素激动剂。在用药时,应遵医嘱,可根据患者情况调整给药方案,做到个体化用药,必要时进行血药浓度检测。

用药案例解析

案·例

病史：患者，女性，已婚，28岁，20岁起经期腹痛，并进行性加重，经量略有增多，23岁结婚，至今未孕。有性交痛。妇科检查：子宫均匀性增大，质硬，后位固定，子宫后壁下方有触痛性结节，附件区未及异常。辅助检查：血CA125：62单位/毫升。盆腔B超显示：子宫后倾、正常大，子宫内膜0.8厘米，宫壁回声欠均匀，内膜线后移，子宫前壁厚2.0厘米，后壁厚4.0厘米，于后壁探及多个结节，双卵巢未见异常。

解析：初步诊断：子宫内膜异位症。因患者需要妊娠，建议用药物治疗后促使子宫缩小，恢复正常，然后促使排卵，诱导妊娠。可以选用假孕疗法和假绝经疗法，如高效孕激素、达那唑、孕三烯酮、米非司酮、促性腺激素释放激素激动剂等。最好是用促性腺激素释放激素激动剂（醋酸戈舍瑞林缓释植入剂、注射用醋酸曲普瑞林等），每月注射1支，共用6支，在用药过程中注意类似更年期的症状出现及骨质疏松发生。

温馨提示

（1）子宫内膜异位症患者不能随意服药或加量，否则会有诱发激素相关的病变的风险。

（2）子宫内膜异位症患者用药期间，应谨遵医嘱定期门诊随访。

---------- 用 药 常 见 问 题 解 析 ----------

Q1 什么是个体化用药？

答： 个体化用药是以每个患者的信息为基础决定治疗方针，把握治疗效果或毒副作用等，对每个患者进行最适宜的药物疗法治疗。

Q2 什么是反向添加疗法？

答： 单纯使用促性腺激素释放激素激动剂治疗后，血雌二醇水平往往降至20皮克/毫升以下，因此外源性增加小剂量的雌激素，将体内雌激素升高并维持在"窗口"水平，可在不影响疗效的前提下，减少药物的不良反应。这种添加小剂量雌激素的方法称为"反向添加"疗法。

Q3 可以通过中草药治疗子宫内膜异位症吗？

答： 子宫内膜异位症典型的症状是进行性加重的痛经和月经量过多，服用中药调理可以有效地减轻这种症状，不能治愈子宫内膜异位症。

Q4 使用激素类药物治疗子宫内膜异位症会不会发胖？

答： 性激素类的药物与糖皮质激素类药物不同，一般是不会引起发胖的，可以放心使用。

Q5 通过吃药降低雌激素可以根治子宫内膜异位症吗？

答： 子宫内膜异位症是雌激素依赖性疾病，雌激素对于子宫内膜异位症的生长和维持至关重要。但不能只通过吃药降低雌激素来治疗子宫内膜异位症。吃药降低雌激素要有选择地进行，并不能长期用药。否则会带来严重的不良反应如骨质疏松、肝肾功能损坏、提前进入更年期等。所以，要根据患者不同情况选择合适的治疗方法。

Q6 如何预防子宫内膜异位症？

答： 要注意经期不要进行夫妻生活，以免导致经血的逆流，造成子宫内膜异位症的发生。此外，还要注意在经期时不要进行盆腔内的检查，以免将子宫内膜碎片带入到盆腔。宫颈手术在经期之后2～3天内进行，以确保宫颈伤口能在下次月经到来前基本愈合，以防经血中的内膜碎片在宫颈创面上种植。

朱金燕　祝　茹

疾病五　性早熟

概述

性早熟，指男孩9岁前、女孩8岁前出现内、外生殖器官快速发育及第二性征呈现的一种常见儿科内分泌疾病，发病率为1/10 000～1/5 000，女孩为男孩的5～10倍，故本节主要论述女性患者。主要分为中枢性（促性腺激素释放激素依赖性）性早熟、外周性（非促性腺激素释放激素依赖性）性早熟、不完全性（部分性）性早熟。

病因及发病机制

1. 促性腺激素释放激素依赖性性早熟　　又称中枢性性早熟，或真性性早熟。发病机制是下丘脑促性腺激素释放激素提前释放，下丘脑-垂体-卵巢轴整体激活，患儿的内分泌改变和性器官、性征发育程序与正常青春发育相似，呈进行性直至完全性成熟且具备生育能力是中枢性性早熟的重要特征。其病因主要有：① 中枢神经系统器质性病变，如下丘脑、垂体肿瘤或其他中枢神经系统病变。② 外周性性早熟转化而来。③ 未能发现器质性病变的特发性性早熟。④ 不完全性中枢性性早熟，主要指患儿有第二性征的早现，最常见的类型为单纯性乳房早发育。女性患儿80%～90%为特发性性早熟。

2. 非促性腺激素释放激素依赖性性早熟　又称外周性性早熟，或假性性早熟。包括同性性早熟、异性性早熟。发病机制是内源性或外源性激素过早、过多地刺激靶器官所致。常见的病因：① 同性性早熟，常见于遗传性卵巢功能异常如McCune-Albright综合征、卵巢囊肿、卵巢肿瘤、异位分泌人绒毛膜促性腺激素的肿瘤以及外源性雌激素摄入等。② 异性性早熟，见于先天性肾上腺皮质增生症、分泌雄激素的肾上腺皮质肿瘤或卵巢肿瘤，以及外源性激素摄入等。

3. 不完全性（部分性）性早熟发病机制　青春发育期的变异，靶器官过度敏感所致。其病因为单纯性乳房早发育、单纯性阴毛早发育、单纯性早初潮。

🍂 临床表现

8岁前或于当地平均初潮年龄的2倍标准差之前出现月经、乳腺发育、阴毛生长等性成熟的表现。

🍂 治疗选择

1. 病因治疗　对继发性性早熟，应强调同时进行病因治疗。有中枢神经系统病变的性早熟可考虑手术或放疗，如鞍区肿瘤特别是出现神经系统症状的肿瘤多需手术；但对非进行性损害的颅内肿瘤或先天异常，如下丘脑错构瘤或蛛网膜囊肿等，则宜谨慎处理。对继发于其他疾病的性早熟应同时针对原发病治疗。

2. 药物治疗　　特发性性早熟的治疗目的是抑制性发育进程，延缓骨骼过快成熟和改善最终成人身高，避免心理行为问题。一般应用促性腺激素释放激素类似物治疗性早熟，目前可供儿童使用的有曲普瑞林和醋酸亮丙瑞林，并取得较好临床效果。而孕激素类作为传统的治疗性早熟的一类药物，其疗效虽然不如促性腺激素释放激素类似物，但是价格低廉是其优势，故目前临床上仍在使用。

🦂 预后

早期干预能推迟第二性征发育和改善最终身高。

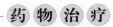

🦂 治疗目标

消除病因，抑制性发育直至正常青春期年龄，尽量促使身高达到最终身高，注意情绪变化，必要时进行健康教育和性教育。

🦂 常用药物（见表5）

🦂 联合用药注意事项

1. 甲羟孕酮　　与化疗药物合并使用，可增强其抗癌作用效果，与肾上腺皮质激素合用可诱发血栓症。

2. 环丙孕酮　　对口服降血糖药或胰岛素的需要可能会有变化。

3. 曲普瑞林

（1）治疗中部分患者生长减速明显，小样本资料显示联合应用

表5 性早熟常用治疗药物

药物分类	常用药物	适应证	禁忌证	服用时间	不良反应	贮藏条件
孕激素	甲羟孕酮	下丘脑-垂体轴功能过早成熟,即真性性早熟或称为体质性性早熟	各种血栓栓塞性疾病,严重肝损,因肾骨转移产生的高药血症,尿路出血,月经过多,妊娠或哺乳期妇女及对本品过敏者	口服剂量为每次5~10毫克,每天2次;长效注射剂型为每次100~150毫克,每1~2周肌注1次	①乳房痛,溢乳,闭经,宫颈柱状上皮异位或宫颈分泌改变;②神经质,失眠,嗜睡,疲惫累,头晕;③消化道症状及肝功能异常	遮光,密封保存
抗雄激素药	环丙孕酮	高雄激素血症引起的男性化征象,如多毛,痤疮,脱发等	妊娠,哺乳,肝脏疾病,黄疸史或既往妊娠期间出现持续瘙痒,妊娠疱疹史,Dubin-Johnson综合征,Rotor综合征,曾患或目前存在肝脏肿瘤,消耗性疾病,严重的慢性抑郁症,曾发生或现有血栓栓塞病,伴有血管改变的重度糖尿病,镰状细胞贫血,对醋酸环丙孕酮片的任何一种成分过敏	口服剂量为每天70~100毫克/米²(mg/m^2),分2次服用;长效注射剂型为每次肌注100~200毫克/米²,每2~4周一次	①可能会发生乳房胀感,疲劳,精力下降,体重变化等;②偶可发生短暂的内心不宁或情绪抑郁;③罕见过敏反应和皮疹	遮光,密封保存

（续表）

药物分类	常用药物	适应证	禁忌证	服用时间	不良反应	贮藏条件
促性腺激素释放激素类似物	戈舍瑞林	下丘脑-垂体轴功能过早成熟,即真性性早熟或称为体质性性早熟	对戈舍瑞林、促性腺激素释放激素、促性腺激素释放激动剂或产品的任何一种成分过敏者	每次肌注3.6毫克,每4周注射1次,直至正常青春期年龄	①常见:外周水肿、痉挛、脂溢、出汗、乳房萎缩、潮红、阴抑郁症、情绪波动、疼痛、阴道炎、疼痛、心肌梗死、出血性休克、慢性阻塞性肺疾病等;②少见:QT间期延长、糖尿病、注射部位出血、过敏反应、脑血管意外、肾功能不全;③罕见:垂体中风、垂体瘤	25℃以下贮藏

重组人生长激素可改善生长速率或成年身高,但目前仍缺乏大样本、随机对照研究资料,故不推荐常规联合应用,尤其女孩骨龄＞12岁。

（2）最初的性腺刺激有可能引起阴道的少量出血,需要使用醋酸甲羟孕酮或环丙孕酮醋酸酯治疗。

4. 醋酸亮丙瑞林　　与性激素类化合物合用,疗效将降低。

🌶 用药指导

1. 甲羟孕酮　　对于病情较重的女孩,治疗开始的第1～3个月内可能引起阴道出血,是体内雌激素水平降低使增厚的子宫内膜得不到支持引起内膜脱落所致,服药期间不能漏服,否则也会引起阴道出血。对于长期用药的患儿应定期查肝功能。

2. 醋酸氯地孕酮　　服用时必须准确按时、按量服用,不可随意改变或延长服药时间。长期使用则可抑制垂体促肾上腺皮质激素的分泌,大剂量可使骨骺愈合,身材矮小,患儿应根据病情调节用量,遵医嘱。

3. 环丙孕酮　　治疗期间,应定期检查肝功能、肾上腺皮质功能和红细胞计数。

4. 曲普瑞林　　治疗过程中每3～6个月测量身高以及性征发育状况(阴毛进展不代表性腺受抑状况);首剂3～6个月末复查促性腺激素释放激素激发试验,如黄体生成素峰值在青春前期水平提示剂量合适。其后对女孩需定期复查基础血清雌二醇或阴道涂片(成熟指数)。每6～12个月复查骨龄1次,结合身高增长,预测成年身高改善情况。对疗效不佳者需仔细评估原因,调整治疗方案。首次注射后可能发生阴道出血,或已有初潮者又见出血,但如继续注射仍有出血时应当认真评估。疗程一般至少需要2年。当接受治疗的患儿年龄追赶上骨龄,同时骨龄已达正常青春启动年龄(＞8岁)且预测身高可达到遗传靶身高时可以停止用药,使其性腺轴功能重新启动,同时定期随访。

5.醋酸亮丙瑞林

(1)首次给药的初期,作为高活性的促性腺激素释放激素类似物对垂体−性腺系统的刺激作用引起血清中促性腺激素水平的一过性升高,导致临床症状的一过性加重,此种加重通常会在继续用药的过程中消失。

(2)应用的过程中应定期进行促性腺激素释放激素检测。当未达到抑制血中促黄体素和促卵泡素水平作用时,应终止用药。

(3)对低体重儿、新生儿和乳儿的安全性尚未确定。

用药案例解析

案·例

病史:患者,女性,10岁,身高130厘米,近1年身高无明显增加,7岁前月经来潮,性征发育明显早于同龄儿童,诊断特发性性早熟,2年前在当地予药物治疗后停经,后自行停止治疗。现诉求是否能用药改善身高? 检查发现骨龄已达12岁。

解析:对于8岁前出现第二性征和(或)月经来潮,一定要考虑性早熟,明确早熟类型后积极干预治疗,可以使用促性腺激素释放激素类似物、生长激素等改善最终成年身高,减缓第二性征的成熟速度,保护相应的心理行为。该患者在当地治疗抑制性发育,但未能坚持治疗,现骨龄明显提前,错过了最佳的药物治疗时间。

温馨提示

（1）性早熟患者不能随意停药,否则不能有效抑制性发育和骨骼过快成熟。

（2）性早熟患者用药期间,应谨遵医嘱定期门诊随访。

用 药 常 见 问 题 解 析

Q1　中枢性性早熟都可以使用药物治疗吗?

答:　药物治疗有一系列的适应证,必须完善相关检查,诊断明确后再评估使用药物的可能疗效。适应证包括: ① 女孩的第二性征发育、身高增加速度和骨龄在6个月至1年增加明显者（如大于年龄的2.5倍标准差）。② 血雌二醇≥36皮摩尔/升（≥10皮克/毫升）者。③ 9岁以前女孩已有月经来潮者。④ 存在严重精神-心理压力或异常,而父母迫切要求给予治疗时。⑤ 对由于中枢神经系统器质性病变引起的性早熟,特别是伴有生长激素（GH）缺乏者,必须尽早应用促性腺激素释放激素激动剂治疗,同时积极治疗原发病。

Q2 用促性腺激素释放激素治疗特发性性早熟，需治疗多久？一般什么时候停药？

答： 促性腺激素释放激素激动剂已作为治疗性早熟的首选用药，至少用2年才对最终成年身高有意义，建议在骨龄达12～12.5岁时停药，治疗结束后每半年测身高、体重和副性征恢复以及性腺轴功能恢复情况。一般在停止治疗后2年内呈现初潮。

Q3 治疗性早熟的药物比较多，如何选择？

答： 20世纪80年代前，普遍使用孕激素，如甲羟孕酮，但不能改善最终成年身高。80年代后推荐使用促性腺激素释放激素激动剂治疗，如曲普瑞林和亮丙瑞林，最大剂量3.75毫克，每4周1次（具体遵医嘱）。

Q4 用促性腺激素释放激素治疗特发性性早熟，出现生长速率减慢，怎么办？

答： 促性腺激素释放激素治疗中出现生长速率减慢时，有研究联合使用基因重组人生长激素可改善生长速率或成年身高，但目前仍缺乏大样本、随机对照研究资料，故不推荐常规联合应用，尤其是骨龄超过13.5岁，因骨生长潜能已耗竭，生长改善不明显。

Q5 治疗女性特发性性早熟的常用孕激素类药物是什么？该药有什么特点？

答： 甲羟孕酮为治疗女性特发性性早熟最常用的孕激素，但不作为治疗首选药物。该药可抑制中枢促性腺激素的分泌,对性激素的合成有直接作用。主要不良反应:因其有轻度糖皮质激素作用,可抑制促肾上腺皮质激素和皮质醇分泌,使摄食量和体重增加,有诱发糖尿病和高血压风险。用量:2次/天,每次5～10毫克;若肌内注射,100～200毫克/米^2,每1～2周1次。可用于各种性早熟,但大量研究表明对于骨骼成熟、骨骼生长加速等方面疗效却很差,故经其治疗后的患儿的身材仍旧矮小。

Q6 性早熟还能长高吗,可以治疗吗?

答: 性早熟还能长高,但长高的速度会大大减慢,最终身高也可能比正常发育的孩子身高要矮,另外,性早熟的患者骨骺过早闭合,身高就会停止生长,骨骼生长周期就会缩短,这将会影响终身身高。在骨骺闭合之前使用药物延缓闭合,同时可以适当使用生长激素促进生长,最终改善身高,具体的使用必须经过专科医师的评估。

徐扬慧 祝 茹

疾病六　功能失调性子宫出血

疾病概述

概述

　　功能失调性子宫出血,是指排除器质性疾病,由卵巢功能失调而引起的子宫出血,简称"功血"。常表现为月经周期失去正常规律,经量过多,经期延长,甚至不规则阴道流血等。机体内外任何因素影响了下丘脑-垂体-卵巢轴任何部位的调节功能,均可导致月经失调。

分类

　　1. 无排卵型功血　　较多见,占80%～90%,依年龄又分为青春期功血和围绝经期功血。

　　2. 排卵型功血　　仅占10%～20%,多见于育龄妇女,部分见于青春期少女和围绝经期妇女。

发病原因

　　1. 无排卵型功血　　引起无排卵型功血的原因,在青春期和围绝经期有所不同。青春期功血多由于下丘脑-垂体-卵巢轴发育成熟不全或延迟，导致在下丘脑、垂体与卵巢之间尚未建立起完善的反馈调节机制；围绝经期功血主要是由卵巢功能自然衰退，卵泡数量减少且成熟障碍，同时对垂体促性腺激素反应降低所致。

2. 排卵型功血　　引起排卵型功血的原因主要有黄体功能不足、子宫内膜脱落不全、子宫内膜修复延长、排卵期出血。

❧ 临床表现

1. 无排卵型功血　　患者可有各种不同的临床表现。最常见的症状是子宫不规则出血，特点是月经周期紊乱，出血失去规律性（周期性），间隔时间时长时短，出血量不能预计，时多时少，一般出血时间长，不易自止。出血频繁或过多者可能会引起严重贫血甚至休克。

2. 排卵型功血　　患者有周期性排卵，因此仍有可辨认的月经周期。可分为黄体功能不全和子宫内膜不规则脱落两种。黄体功能不全临床表现为月经周期缩短。有时月经周期在正常范围内，但卵泡期延长、黄体期缩短，以致患者不易受孕或在妊娠早期流产；子宫内膜不规则脱落临床表现为月经周期正常，但经期延长，长达9～10天，且出血量多。

❧ 治疗选择

1. 一般处理　　包括支持疗法、预防感染、补液补血治疗等。对于贫血患者，可补充铁剂、维生素C、蛋白质等；贫血严重者需输血治疗；对于出血时间过长者，结合具体情况可考虑给予抗生素预防感染；长期出血且血量较多者，可适当应用凝血药物辅助止血。此外，处于出血期的患者应尽量卧床休息，避免过度疲劳、不良情绪和剧烈运动。

2. 药物治疗　　药物治疗多指用性激素控制周期，根据患者不同年龄选择个体化治疗方案，对于无排卵型功血，青春期与育龄期患者以止血、调整月经周期、促排卵为主；围绝经期患者则以止血、调整月经周期、减少经血量、防止子宫内膜病变为主。药物治疗应尽可能使用最低有效剂量，并且严密观察，防止应用不当而引起出血。

3. 手术治疗　　必要时行手术治疗，包括诊断性刮宫、放置左炔诺孕酮宫内释放系统、子宫切除术、子宫内膜切除术等。应注意对未婚、无性生活史的青少年，除非要除外内膜病变，不轻易选择刮宫术，仅适于大量出血且药物治疗无效需立即止血，或需要行子宫内膜组织病理学检查者。

🍎 预后

功血无器质性病变，及时治疗，预后良好。

—— 药 物 治 疗 ——

🍎 治疗目标

调整月经周期，改善症状，避免内膜病变。

🍎 常用药物

1. 药物治疗　　以激素类药物为主，包括单一激素用药、联合激素用药、雌-孕激素序贯疗法、雌孕激素全周期疗法、孕激素后半周期疗法等。主要药物见表6。

表6　功能失调性子宫出血常用激素类治疗药物

药物分类	常用药物	适应证	禁忌证	服用时间	不良反应	贮藏条件
孕激素类	黄体酮	适用于血红蛋白>80毫克/升，体内一定有雌激素水平，生命体征稳定的功血	严重肝损伤者禁用	每次肌注20～40毫克，每天1次，连用3～5天	①恶心、头晕及头痛，倦怠感，荨麻疹、乳房肿胀；②长期连续应用可使月经减少或闭经,肝功能异常,水肿,体重增加	遮光密闭保存
	甲羟孕酮		肝肾功能不全患者，脑梗死、心肌梗死、血栓性静脉炎等血栓病史患者，未确诊的性器官出血、尿路出血，对本品过敏者	每次口服6～10毫克，每天1次，连用10天	①乳房痛、溢乳，闭经、宫颈柱状上皮异位或子宫颈分泌改变；②神经质、失眠、嗜睡、疲累、头晕；③消化道症状及肝功能异常	
雌激素类	雌二醇	适用于出血时间长、量多时间长、致血红蛋白<80克/升的青春期功血	乳癌或乳癌病史者，雌激素依赖性肿瘤，血液高凝状态或有血栓病史者	初始每天3～4毫克，分2～3次肌注，若出血明显减少则维持；若未见减少则加量，血止3天后，按每3天递减1/3量为宜	①常见:体重变化,头痛,腹痛,恶心、皮疹、瘙痒、子宫或阴道出血；②少见:眩晕、心悸、视觉障碍、消化不良、结节性红斑、乳房疼痛,水肿；③罕见:性欲改变、气胀、呕吐、焦虑、痉挛、痛经,类经前综合征,乳房增大,肌痛,疲劳	30℃以下遮光干燥保存

（续表）

药物分类	常用药物	适应证	禁忌证	服用时间	不良反应	贮藏条件
复方短效口服避孕药	去氧孕烯炔雌醇	适用于长期而无严重的无排卵型功血	有或曾有血栓、栓塞前驱症状、存在动静脉血栓高危因素、严重高血压、血管损害的糖尿病、严重脂蛋白血症、性激素依赖的生殖器官或乳腺肿瘤、肝脏肿瘤、严重肝损、不明原因的阴道出血、已妊娠或疑似怀孕妊娠、哺乳期妇女	每次1～2片，每8～12小时1次，血止3天后逐渐减量至每天1片，维持至第21天本周期结束	①常见：恶心、头痛、乳房胀痛、月经周期中出现点滴出血；②少见：呕吐、腹痛、腹泻、情绪改变、乳房溢乳、阴道分泌物改变、皮疹等皮肤反应、体液潴留、过敏反应、性欲改变、不能耐受隐形眼镜	阴凉、避光、干燥处保存
高效合成孕激素	炔诺酮	适用于出血量较多的功血，不适用于青春期患者	重症肝肾病、乳房肿块者和妊娠期妇女禁用	每次口服5～7.5毫克，每6小时1次，一般用药4次后出血量明显减少或停止，改为8小时1次，再逐渐减量，每3天递减1/3量，直至维持量每天5毫克，持续用到血止后21天左右停药，停药后3～7天发生撤药性出血	①主要为恶心、头晕、倦怠；②突破性出血	遮光、密闭保存

2. 其他止血药　　仅有辅助止血作用。

（1）前列腺素合成酶抑制剂：氟芬那酸200毫克,每天3次。

（2）抗纤溶药：氨基己酸4～6克加入5%葡萄糖液100毫升静滴；氨甲环酸1克加入5%葡萄糖液10毫升中缓慢静脉注射。

（3）促凝药：巴曲酶1卡门氏单位（KU）,肌内或静脉注射。

（4）维生素K$_1$：肌内或静脉注射,每次10毫克,每天2次。

3. 促进卵泡发育和排卵药物　　适用于生育期功血尤其是不孕患者。

（1）氯米芬：为非甾体化合物,有微弱雌激素作用。于出血第5天起,每晚服50毫克,连续5天。若排卵失败,可重复用药,氯米芬剂量逐渐增至100～200毫克/天。若内源性雌激素不足,可配伍少量雌激素。一般连用3个月,不宜长期应用,以免发生卵巢过度刺激综合征或引起多胎妊娠。排卵率为80%,妊娠率仅其半数。

（2）绒促性素：具有类似促黄体生成素作用而诱发排卵,适用于体内卵泡刺激素有一定水平、雌激素中等水平者。一般与其他促排卵药物联用,B超监测卵泡发育接近成熟时,可大剂量肌内注射绒促性素5 000～10 000单位以诱发排卵。

（3）尿促性素：每安瓿含卵泡刺激素及促黄体生成素各75单位。卵泡刺激素刺激卵泡发育成熟,所产生的雌激素通过正反馈使垂体分泌足量促黄体生成素而诱发排卵。出血干净后每天肌注尿促性素1～2支,直至卵泡发育成熟,停用尿促性素,加用绒促性素5 000～10 000单位,肌内注射,以提高排卵率。应注意应用尿促性素时易并发卵巢过度刺激综合征,故仅用于对氯米芬效果不佳、要求生育的功血患者。

（4）促性腺激素释放激素激动剂：过去应用促性腺激素释放

激素激动剂小剂量脉冲式给药起增量调节作用,促使卵泡发育诱发排卵,现多主张先用促性腺激素释放激素激动剂做预治疗,约需8周时间达到垂体去敏感状态,导致促性腺激素呈低水平,继之性腺功能低下,此时再给予促性腺激素释放激素激动剂脉冲治疗或应用尿促性素及绒促性素,可达到90%的排卵率。仅适用于对氯米芬疗效不佳、要求生育者。

联合用药注意事项

(1)苯巴比妥、苯妥英钠、利福平可削弱黄体酮的药效;酮康唑可增加黄体酮的血药浓度,不推荐联合用药。

(2)甲羟孕酮与肾上腺皮质激素合用可能促进血栓性疾病的发生,不推荐联合用药。

(3)苯妥英、利福霉素等诱导肝药酶的药物会增加雌激素的代谢,可能降低雌激素的效果。

(4)抗菌药物尤其是广谱抗菌药、药物诱导剂如利福平、苯妥英钠、苯巴比妥,可使复方醋酸环丙孕酮效果降低,应避免同时服用;复方醋酸环丙孕酮可使抗高血压药、抗凝血药及降血糖药等作用减弱,使三环类抗抑郁药等疗效增强,用药期间需监测相应指标。

(5)利福平、氯霉素、氨苄西林、苯巴比妥、苯妥英钠、扑米酮、对乙酰氨基酚等与炔诺酮同服可产生肝微粒体酶效应,加速炔诺酮在体内的代谢,导致突破性出血发生率增高。

特殊人群用药指导

1. 青少年用药指导

(1)雌激素:若患者在骨骼发育完成前服用雌激素,在服药期间建议定期监测对骨骼成熟度和骨骺中心的影响。青春期女孩接受雌激素治疗可能导致乳房过早发育和阴道角质化。

（2）地屈孕酮：不推荐18岁以下的患者使用。

2.老年人用药指导

（1）雌激素：65岁及以上绝经后妇女服用雌激素发生心血管疾病、痴呆的风险增加。

（2）地屈孕酮：用于治疗65岁以上女性的资料尚不充足。

3.妊娠期妇女、哺乳期用药指导

（1）雌激素：妊娠期妇女禁用。服用雌激素可在乳汁中检测到雌激素，哺乳期妇女使用需谨慎。

（2）黄体酮：在动物实验中未发现对胎儿不良影响，但妊娠期妇女只有在医师同意下才可使用本品。黄体酮微量会分泌到母乳，目前还未发现对婴儿的不良影响，但哺乳期妇女只有在医师同意的情况下才可使用本品。

（3）甲羟孕酮：妊娠期及哺乳期妇女禁用。

（4）地屈孕酮：母乳喂养期间不应使用。

（5）环丙孕酮：哺乳期妇女禁用。

（6）去氧孕烯炔雌醇：已妊娠或怀疑妊娠、哺乳期妇女禁用。

（7）炔诺酮：妊娠期妇女禁用（女婴男性化）。

4.肝肾功能损害患者用药指导

（1）雌激素：活动性或慢性肝功能不全或肝脏疾病患者不应使用。

（2）甲羟孕酮：肝肾功能不全者禁用。

（3）地屈孕酮：急性肝病或有肝病史但肝功能尚未恢复正常的患者应谨慎使用，一旦出现严重肝功损害时应停止用药。

（4）环丙孕酮：肝功能异常或近期有肝病或黄疸史者禁用。

（5）去氧孕烯炔雌醇：肝脏肿瘤（良性或恶性）、有或曾有严重肝脏疾病、肝脏功能未恢复正常者禁用。

（6）炔诺酮：严重肝肾病患者禁用。

🐛 用药案例解析

案 例 1

病史：患者，女性，16岁，诊断功能失调性子宫出血1个月，口服雌激素促进内膜修复，大剂量雌激素口服后出血停止，由于担心再次出血，未遵医嘱减少剂量，继续原剂量口服，3周后停药，停药3天后阴道大量出血，重度贫血，凝血功能异常，口服激素已不能止血，一般情况极差，住院后行输血治疗的同时行刮宫手术。

解析：患者为青春期女性，考虑下丘脑－垂体－卵巢轴功能不完善，异常出血后拟调经治疗，促进内膜修复后再用孕激素撤退出血。异常出血停止后宜逐步减少雌激素剂量，避免雌激素对内膜的过度刺激，异常增厚的内膜剥脱时会再次出现阴道流血，且量多，引起重度贫血和不必要的输血及刮宫手术。

案 例 2

病史：患者，女性，46岁，既往有功能失调性子宫出血病史，口服激素治疗后月经周期恢复正常。近1年又出现异常子宫出血，自行购买避孕药治疗，一直有不规则出血，近1个月的阴道流血明显增多，出现贫血症状。入院后行诊刮手术，术后病理提示子宫内膜不典型增生,局部不排除癌变可能,遂行子宫切除手术。

解析:该患者根据既往经验行治疗,没有考虑到疾病可能进一步发展,延误了疾病的早期诊断和治疗干预,最后不得不采取手术治疗。围绝经期异常子宫出血,一定要排除内膜的病变再开始激素治疗。

温馨提示

功能失调性子宫出血患者用药疗程和剂量需严格遵医嘱,切不可随意停药或减量。

用药常见问题解析

Q1 功能失调性子宫出血调经止血过程中,有什么注意事项?

答: 出血期的患者体质往往较差,呈贫血貌,应加强营养,改善全身情况,可补充铁剂、维生素C和蛋白质,贫血严重者尚需输血。出血期间避免过度疲劳和剧烈运动,保证充分的休息。适当应用止血药物以减少出血量。

Q2 功能失调性子宫出血都可以采用同样的药物治疗方法吗?

答: 激素治疗功能失调性子宫出血是有效的,但对不同年龄和不同类型的子宫出血者应采取不同方法。青春期少女以止血、调整周期、促使卵巢排卵为主进行治疗；围绝经期妇女止血后以调整周期、减少经量为原则。使用性激素治疗时应周密计划,制订合理方案,尽可能使用最低有效剂量,并严密观察,以免性激素应用不当引起出血。

Q3 激素治疗功能失调性子宫出血,一般多久有效?

答: 对大量出血患者,要求在性激素治疗6小时内见效,24～48小时内出血基本停止,若96小时以上仍不止血,应考虑有器质性病变存在。

Q4 雌激素的主要不良反应是什么?

答: 雌激素的不良反应主要为胃肠道反应,适当地降低剂量、逐渐增加剂量或注射给药,可以减轻,只有少数反应严重者需要停药。

Q5 孕激素的种类繁多,一般选择哪种孕激素,怎么用?

答: 主要有天然的孕激素和合成孕激素,天然的孕激素一般用于后半周期治疗,如地屈孕酮,促进内膜由增生期转为分泌期,一般在月经的14天开始服用,每天10毫克,口服一次,连用5～7天。合成孕激素常用有炔诺酮、甲羟孕酮、甲地孕酮等,可选用对内膜作用效价高的炔诺酮5～7.5毫克口服,每6小时1次,一般用药4次后出血量明显减少或停止,改为8小时1次,再逐渐减量,每3天递减1/3量,直至维持量每天5毫克,持续用到血止后21天左右停药,停药后3～7天发生撤药性出血。

Q6　一般什么时候用雌激素止血,用多久,什么时候停药?

答:　应用大剂量雌激素可迅速提高血内雌激素浓度,促使子宫内膜生长,短期内修复创面而止血。适用于内源性雌激素不足者,主要用于青春期功血。目前多选用雌二醇初始每天3～4毫克,分2～3次肌注,若出血明显减少则维持;若未见减少则加量。血止3天后,按每3天递减1/3量为宜;也可用结合雌激素每次1.25毫克口服,每4～6小时1次,血止3天后按每3天递减1/3量为宜。不论应用何种雌激素,血止后2周开始加用孕激素,使子宫内膜转化,可用甲羟孕酮10毫克口服,每天1次,共10天停药。雌、孕激素的同时撤退,有利于子宫内膜同步脱落,一般在停药后3～7天发生撤药性出血。

Q7　雌孕激素联合使用是否会增加止血效果?

答:　激素联合用药的止血效果优于单一药物:青春期功血在孕激素止血时,同时配伍小剂量雌激素,以克服单一孕激素治疗的不足,可减少孕激素用量,并防止突破性出血;围绝经期功血则在孕激素止血基础上配伍雌、雄激素。

Q8　服用激素治疗后阴道流血停止,剂量和时间如何选择?

答:　性激素止血效果一般良好,若骤然停药所造成的撤药性出血,必将使流血已久的患者增添困扰,故在止血后应继续用药以控制周期,使无流血期延长至20天左右。将止血时所用较高剂量的激素,于血止后逐渐减量,减量不能过速,否则子宫内膜可再次发生局部性脱落出血,此时再欲止血,则所需药量较出血前更大,且效果也差。使用性激素人为地控制流血量并形成周期是治疗中的一项过渡措施,其目的为:一方面暂时抑制患者本身的下丘脑－垂体－卵巢轴,使能恢复正常月经的分泌调节;另一方面直接作用于生殖器官,使子宫内膜发生周期性变化,并按预期时间脱落,所伴出血量不致太多。一般连续用药3个周期。在此过程中务必积极纠正贫血,加强营养,以改善体质。

Q9 调整月经周期的方法比较多,该如何选择?

答: 常用的调整月经周期的方法有以下几种。

(1)雌、孕激素序贯疗法:人工周期,为模拟自然月经周期中卵巢的内分泌变化,将雌、孕激素序贯应用,使子宫内膜发生相应变化,引起周期性脱落。适用于青春期功血或育龄期功血内源性雌激素水平较低者。

(2)雌、孕激素合并应用:雌激素使子宫内膜再生修复,孕激素用以限制雌激素引起的内膜增生程度。适用于育龄期功血内源性雌激素水平较高者。

(3)孕激素后半周期疗法:适用于更年期功血。

Q10 排卵型功血怎么治疗?

答: 排卵型功血的药物治疗分为以下两种。

(1)月经过多的治疗:① 止血药,氨甲环酸口服每次1克,每天2～3次。也可用酚磺乙胺、维生素K等。② 宫腔放置左炔诺孕酮宫内缓释系统,放置后,该系统可在宫腔内释放左炔诺孕酮每天20微克,有效期一般为5年。③ 高效合成孕激素,使用高效合成孕激素可使子宫内膜脱落。

（2）月经间期出血的治疗:建议明确出血类型,排除器质性病变,再进行干预。① 围排卵期:止血等对症治疗。② 经前期:出血前补充孕激素或人绒毛膜促性腺激素,卵泡期用氯米芬促排卵以改善卵泡发育及黄体功能。③ 月经期延长:周期第5～7天,给予小剂量雌激素帮助修复子宫内膜,或氯米芬促卵泡正常发育,或在前个周期的黄体期用孕激素促进子宫内膜脱落。④ 口服避孕药:一般于月经第1～5天开始,周期性使用口服避孕药3个周期,如病情反复可酌情延长至6个周期。

汪　楠　祝　茹

疾病七　闭　经

🦋 概述

　　闭经为常见的妇科症状，表现为无月经或月经停止。原发性闭经指年龄超过13岁，第二性征未发育；或年龄超过15岁，第二性征已发育，月经还未来潮。继发性闭经指正常月经建立后月经停止6个月，或按自身原有月经周期计算停止3个周期以上者。根据既往有无月经来潮，分为原发性闭经和继发性闭经两类。

🦋 分类

　　按生殖轴病变和功能失调的部位分为下丘脑性闭经、垂体性闭经、卵巢性闭经、子宫性闭经以及下生殖道发育异常性闭经。世界卫生组织（World Health Organization，WHO）将闭经归纳为3种类型。

　　（1）Ⅰ型：无内源性雌激素产生，卵泡刺激素（FSH）水平正常或低下，催乳素（PRL）水平正常，无下丘脑、垂体器质性病变的证据。

　　（2）Ⅱ型：有内源性雌激素产生、卵泡刺激素及催乳素水平正常。

（3）Ⅲ型：为卵泡刺激素水平升高,提示卵巢功能衰竭。

病因

正常月经的建立和维持,有赖于下丘脑-垂体-卵巢轴的神经内分泌调节、靶器官子宫内膜对性激素的周期性反应和下生殖道的通畅,其中任何一个环节发生障碍均可导致闭经。原发性闭经,较少见,多为遗传原因或先天性发育缺陷引起。约30%患者伴有生殖道异常。继发性闭经,发生率明显高于原发性闭经。病因复杂,根据控制正常月经周期的五个环节,以下丘脑性最常见,依次为垂体、卵巢、子宫性及下生殖道发育异常闭经。

治疗选择

1. 一般治疗　　治疗全身性疾病,提高机体的体质。神经、精神应激起因的患者应进行有效的心理疏导;低体质或因过度节食、消瘦所致的闭经者应调整饮食,加强营养;运动性闭经者应适当减少运动量及训练强度。

2. 激素治疗

（1）雌激素和(或)孕激素治疗

1）对青春期性幼稚患者:在身高尚未达到预期高度时,治疗起始从小剂量开始,促进性征进一步发育待子宫发育后,可根据子宫内膜增殖程度定期加用孕激素方法或采用雌、孕激素序贯周期疗法。

2）成人低雌激素血症闭经患者:先采用17β-雌二醇或戊酸雌二醇1～2毫克/天或结合雌激素0.625毫克/天,以促进和维持全身健康和性征发育,待子宫发育后,同样根据子宫内膜增殖程度定期加用孕激素或采用雌、孕激素序贯周期疗法。

3）有雄激素过多体征患者：可采用抗雄激素作用的孕激素配方制剂。

4）对有一定水平的内源性雌激素闭经患者：定期采用孕激素治疗，使子宫内膜定期脱落。

（2）诱发排卵

1）低Gn性闭经患者：雌激素治疗促进生殖器官发育，子宫内膜已获得对雌、孕激素的反应后，可采用尿促性素联合人绒毛膜促性腺激素（HCG）治疗，促进卵泡发育及诱发排卵。

2）FSH和PRL水平正常的闭经患者：首选枸橼酸氯米芬作为促排卵药物。

3）FSH水平升高的闭经患者：不建议采用促排卵药物治疗。

（3）针对疾病病理、生理紊乱的内分泌治疗

1）先天性肾上腺皮质增生症患者：糖皮质激素长期治疗。

2）单纯高泌乳素血症的患者：选择溴隐亭治疗。

3）合并胰岛素抵抗的多囊卵巢综合征患者：胰岛素增敏剂治疗。

3. 手术治疗　　对于下丘脑肿瘤（颅咽管肿瘤）、垂体肿瘤（不包括分泌PRL的肿瘤）及卵巢肿瘤引起的闭经，应手术去除肿瘤。含Y染色体的高Gn性闭经，其性腺具有恶性潜能，应尽快行性腺切除术。因生殖道畸形经血引流障碍而引起的闭经，应手术矫正使经血流出畅通。

预后

先天性生殖器官缺如，预后差；继发性闭经者，纠正病因后，预后相对较好。

药 物 治 疗

🍒 治疗目标

找到病因,恢复正常月经来潮。

🍒 常用药物(见表7)

🍒 联合用药注意事项

1. 甲羟孕酮　　与肾上腺皮质激素合用,可能促进血栓性疾病的发生。

2. 戊酸雌二醇

(1)与乙内酰脲、巴比妥酸盐、扑米酮、卡马西平、利福平等肝酶诱导剂合用,可降低本品疗效,最大肝酶诱导作用一般在用药2～3周后见到,停用肝酶诱导剂4周内仍可影响本品疗效。

(2)与对乙酰氨基酚等血浆蛋白结合率高的药物合用,可增加本品生物利用度。

(3)用药期间饮酒或食用含酒精的饮料,可致本品血药浓度升高。

🍒 特殊人群用药指导

1. 青少年用药指导

(1)戊酸雌二醇:若患者在骨骼发育完成前服用雌激素,在服药期间建议定期监测对骨骼成熟度和骨骺中心的影响。青春期女孩接受雌激素治疗可能导致乳房过早发育和阴道角质化。

表7 闭经常用治疗药物

药物分类	常用药物	适应证	禁忌证	用法用量及疗程	不良反应	贮藏条件
高效合成孕激素类	醋酸甲羟孕酮	功能性闭经	肝肾功能不全者，脑梗死，心肌梗死，血栓性静脉炎等血栓病史患者，未确诊的性器官出血，尿路出血及对本品过敏史等禁用	遵医嘱	①乳房痛，溢乳，闭经，子宫颈柱状上皮异位或子宫颈分泌改变；②神经质，失眠，嗜睡，疲累，头晕；③消化道症状及肝功能异常	避光，密封保存
雌激素类	戊酸雌二醇	青春期性幼稚及成人低雌激素所致的闭经	妊娠和哺乳，未确诊的阴道出血，已知或可疑乳腺瘤，已知或可疑受性激素影响的癌前病变或恶性肿瘤，现有或既往有肝脏肿瘤病史（良性或恶性），重度肝脏疾病，急性动脉血栓栓塞（如心肌梗死，脑卒中），活动性深静脉血栓形成，血栓栓塞性疾病，重度高甘油三酯血症，对活性成分或任何辅料过敏	成人低雌激素血症闭经者，每天口服1～2毫克；青春期性幼稚患者，身高未达预期时，从小剂量开始，每天口服0.5毫克，达到预期高度后剂量同成人	①常见：体重变化，头痛，腹痛，恶心，皮疹，瘙痒，子宫或阴道出血；②少见，过敏反应，情绪障碍，眩晕，心悸，视觉障碍，消化不良，结节性红斑，乳房疼痛，水肿；③罕见：焦虑，性欲改变，气胀，呕吐，多毛，痤疮，痛经，类经前综合征，乳房增大，肌痛，疲劳	30 ℃以下保存

（续表）

药物分类	常用药物	适应证	禁忌证	用法用量及疗程	不良反应	贮藏条件
孕激素	地屈孕酮	继发性闭经	已知对本品的有效成分或任何辅料过敏者、已知或疑有孕激素依赖性肿瘤、已知或疑有性激素相关的恶性肿瘤，不明原因阴道出血、有严重的肝脏疾病史或肝功能尚未恢复正常者、肝脏肿瘤（现病史或既往史）、杜宾－约翰逊（Dubin-Johnson）综合征、Rotor综合征、黄疸、妊娠期或应用性激素时产生或加重的疾病或症状，如严重瘙痒症、阻塞性黄疸、妊娠期疱疹、卟啉症和耳硬化症	月经周期的第11～25天，每次口服10毫克，一般每天2次。与雌二醇联合使用	① 常见：偏头痛、头痛、子宫不规则出血；② 少见：肝功能异常（伴黄疸或不适和腹痛）、过敏性皮炎（皮疹、瘙痒、荨麻疹）、乳房疼痛；③ 偶见：溶血性贫血、超敏反应、血管性水肿	15～30℃干燥处保存

（2）地屈孕酮：不推荐18岁以下的患者使用。

2. 老年人用药指导

（1）戊酸雌二醇：65岁及以上绝经后妇女服用雌激素发生心血管疾病、痴呆的风险增加。

（2）地屈孕酮：用于治疗65岁以上女性的资料尚不充足。

3. 妊娠期和哺乳期妇女用药指导

（1）戊酸雌二醇：不能用于妊娠期及哺乳期妇女。如果在戊酸雌二醇治疗期间妊娠，应立即停止治疗。

（2）甲羟孕酮：孕酮类药物对胎儿有潜在性伤害，妊娠期间不推荐使用本品。哺乳期妇女用药期间应停止哺乳。即将服用本品的育龄期妇女应避免妊娠。

（3）地屈孕酮：母乳喂养期间不应使用本品。

4. 肝肾功能损害患者用药指导

（1）戊酸雌二醇：活动性或慢性肝功能不全或肝脏疾病患者不应使用。某些妇女在雌激素治疗期间易发生胆囊疾病，如胆结石等。

（2）甲羟孕酮：肝肾功能不全者禁用。

（3）地屈孕酮：急性肝病或有肝病史但肝功能尚未恢复正常的患者应谨慎使用，一旦出现严重肝功能损害时应停止用药。

用药案例解析

病史：患者，女性，28岁，继发性闭经，有生育要求，用尿促性素促排卵治疗，未正规监测卵泡发育，1个月后发现妊娠,但腹胀明显,急诊检查提示卵巢过度刺激,大量腹水,低蛋白血症,妊娠剧吐。入院进行保守治疗无效后终止妊娠。

解析:用尿促性素促排卵可能导致卵巢过度刺激综合征,严重者危及生命,故使用促性腺素诱发排卵必须在妇科内分泌医师指导下用药,用药期间应注意监测:① 全面进行盆腔检查,以了解卵巢的大小,特别从雌激素浓度开始上升后,要每天检查,直到加用绒促性素后至少2周。② 每天测量基础体温,有助于了解卵巢排卵。③ 雌激素排泄测定,从用尿促性素1周后,每天留尿或抽血测雌激素,仅在雌激素高峰后24小时开始用绒促性素,如雌激素值过高,则不宜给大量人绒毛膜促性腺激素,以免引起对卵巢的过度刺激。④ 宫颈黏液检查有助于了解卵泡成熟程度或有否排卵。⑤ 查β-HCG检测早孕。⑥ 对促黄体生成素(LH)值高的患者,如多囊卵巢综合征,应使用仅含FSH 75U的促性腺激素。

温 馨 提 示

(1)闭经患者不能随意停药或减量,否则会导致疾病的加重或异常子宫出血和月经的紊乱。

(2)促排卵治疗必须在医师指导和监测下进行。

——— 用 药 常 见 问 题 解 析 ———

Q1 运动减肥后明显消瘦,出现闭经,需要药物治疗吗?

答: 不是所有闭经都需要药物治疗,首先要明确闭经的原因,再针对病因治疗。运动减肥速度过快,可能出现闭经,一般不需要药物治疗,通过适当减少运动量及训练强度,调整饮食并加强营养,多可以恢复正常月经来潮。出现闭经后应该先咨询医师,尽可能找到病因。

Q2 什么情况下使用激素治疗闭经? 剂量越大效果越好吗?

答: 对于青春期幼稚及成人低雌激素血症所致的闭经,应采取雌激素治疗。此外,并非激素剂量越大效果就越好,对青春期幼稚患者,身高尚未达到预期高度时,治疗应从小剂量开始,如17β-雌二醇或戊酸雌二醇0.5毫克/天,或结合型雌激素0.3毫克/天,大剂量可能会导致骨骺提早融合,影响身高。

Q3 市场上有许多类孕激素,青春期女性应该如何选择?

答: 青春期女性的周期治疗应选择天然或接近天然的孕激素,如地屈孕酮,有利于生殖轴功能的恢复。

Q4 闭经合并其他内分泌的问题,是否需要同时治疗?

答： 闭经患者可能同时伴有其他内分泌紊乱的问题,用激素调理周期的同时要针对性纠正体内紊乱的激素水平。雄激素过多体征的患者,可以选择含有抗雄激素作用的孕激素配方制剂;合并胰岛素抵抗的多囊卵巢综合征患者,可选用胰岛素增敏剂如吡格列酮、罗格列酮等药物治疗;先天性肾上腺皮质增生症的患者采用糖皮质激素长期治疗,如泼尼松或者地塞米松;甲状腺功能减退引起的闭经,可选择左甲状腺素钠片等药物治疗。

Q5 出现闭经后有生育要求,怎样选择促排卵药物?

答： 促排卵药物只适用于有生育要求的患者。对于低性激素性闭经患者,在采用雌激素治疗促进生殖器发育,子宫内膜已获得对雌激素的反应后,可采用尿促性素联合绒促性素促进卵泡发育及诱发排卵;对于卵泡刺激素和催乳素正常的闭经患者,由于患者体内有一定内源性激素,可首选氯米芬作为促排卵药物;对于FSH升高的闭经患者,由于其卵巢功能衰竭,不建议采用促排卵药物治疗。具体促排卵方案必须经过专科医师评估。

王 栓 祝 茹

疾病八　多囊卵巢综合征

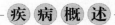

疾病概述

概述

  多囊卵巢综合征是育龄期女性中最常见的内分泌紊乱性疾病，临床表现为月经稀发、痤疮、多毛、肥胖、不孕等，在育龄期女性中患病率为5%～10%。病因至今不清，持续性无排卵、雄激素过多和胰岛素抵抗是其重要特征。

分类

  多囊卵巢综合征分为育龄期及围绝经期多囊卵巢综合征和青春期多囊卵巢综合征。月经稀发或闭经或不规则子宫出血，同时满足排除其他疾病的高雄激素血症或在B超下表现为多囊卵巢中任一项，即为育龄期及围绝经期多囊卵巢综合征。初潮后月经稀发持续至少2年或闭经，同时有可排除其他疾病的高雄激素血症且超声下表现为多囊卵巢，即为青春期多囊卵巢综合征。

🍎 发病原因

多囊卵巢综合征的确切病因不详,目前认为是卵巢产生过多雄激素,而雄激素的过量产生是由体内多种内分泌系统功能异常协同作用的结果。

🍎 临床表现

多囊卵巢综合征多在青春期发病,常见的临床表现有以下几种。

(1)月经不调、无排卵和不孕。

(2)高雄激素血症、肥胖和多毛。

(3)胰岛素抵抗代谢综合征。

(4)黑棘皮症。

(5)卵巢多囊性变。

(6)合并症和并发症,包括如子宫内膜癌、乳腺癌、2型糖尿病及心血管疾病。

🍎 治疗选择

1. 一般治疗　　包括对生活方式的干预,如饮食上坚持低热量饮食并保持适量规律的运动,另一项重要措施为采用体育锻炼、减肥手术及减肥药物的方法,减轻体重,控制肥胖状态。

2. 药物治疗　　主要包括三方面的治疗,使用氯米芬等药物促排卵治疗;使用二甲双胍等药物对多囊卵巢综合征合并胰岛素抵抗代谢综合征的患者进行治疗;使用短效复方口服避孕药或雄激素受体拮抗剂治疗多囊卵巢综合征合并高雄激素血症和多毛症。

3. 手术治疗　　对于枸橼酸氯米芬抵抗、来曲唑治疗无效、顽固性促黄体素分泌过多、因其他疾病需腹腔镜检查盆腔、随诊条件差不能进行促性腺激素治疗监测者,可选择腹腔镜卵巢打孔术治疗。

预后

大多数多囊卵巢综合征的患者通过药物治疗,同时辅助锻炼、控制饮食等措施能降低雄激素水平、恢复正常月经正常排卵,小部分患者需要辅助手术治疗。多囊卵巢综合征是一种终身性的代谢紊乱疾病,停药后容易复发,需终生管理,持续不排卵还可并发多种代谢性疾病。

药 物 治 疗

治疗目标

由于多囊卵巢综合征患者不同的年龄和治疗需求、临床表现的高度异质性,临床处理应该根据患者主诉、治疗需求、代谢改变,采取个体化对症治疗措施,以达到缓解临床症状、解决生育问题、维护健康和提高生命质量的目标。

常用药物

对于多囊卵巢综合征患者药物治疗主要以改善患者月经稀发、高雄激素血症、糖脂代谢异常及诱导排卵为主,见表8。

表8 多囊卵巢综合征常用治疗药物

药物分类	常用药物	适应证	禁忌证	用法用量及疗程	不良反应	贮藏条件
孕激素	地屈孕酮片	月经周期不规则患者	对本品及辅料过敏者、孕激素依赖性肿瘤、不明原因的阴道出血、严重肝损伤	每次口服10～20毫克，每天1次，每周期10～14天	①常见：头痛、子宫不规则出血；②少见：过敏性皮炎、乳房疼痛、肝功能异常；③个例：溶血性贫血、超敏反应、水肿等	15～30℃干燥处保存
短效复方口服避孕药+	去氧孕烯炔雌醇片	高雄激素血症、多毛、痤疮患者	存在动静脉血栓高危因素、血管损害的糖尿病、严重高血压、严重脂蛋白血症、性激素依赖的生殖系统肿瘤、乳腺癌、严重肝损	月经周期第1天开始服用本品，按箭头方向每天同一时间服1片，连用21天，停药7天，停药第8天开始下一板	①常见：恶心、头痛、乳房胀痛、月经周期中出现点滴出血；②少见：呕吐、腹痛、腹泻、情绪改变、乳房溢乳、阴道分泌物改变、皮疹等皮肤反应、体液潴留、过敏反应、性欲改变、不能耐受隐形眼镜	阴凉、避光、干燥处保存
利尿药	螺内酯片	短效复方口服避孕药治疗效果不佳或对其不能耐受或有相关禁忌证的高雄激素血症患者	高钾血症患者	每次口服100毫克，每天1次，至少使用6个月才见效	①常见：高钾血症、恶心、呕吐、腹泻；②少见：低钠血症、乳房胀痛、声音变粗、毛发增多、月经失调；③罕见：过敏性反应、高氯性酸中毒等	密封，干燥处保存

（续表）

药物分类	常用药物	适应证	禁忌证	用法用量及疗程	不良反应	贮藏条件
胰岛素增敏剂	二甲双胍片	多囊卵巢综合征伴胰岛素抵抗的患者；多囊卵巢综合征不孕、氯米酚抵抗患者促排卵腺激素的预治疗	心肝肾功能不全者，对本品过敏者，酗酒者，维生素B₁₂或叶酸缺乏或未纠正者，血管内注射碘化造影剂者	从小剂量开始服用，起始剂量为每次口服0.5克，每天2次，可逐渐加至每天2克	①常见：腹泻、恶心、呕吐、胃胀、乏力、消化不良、腹部不适及头痛、肌痛；②少见：大便异常、低血糖、皮疹、出汗增加、味觉异常、胸部不适、寒战、流感症状、潮热、心悸、体重减轻等；③罕见：贫血、乳酸性酸中毒	密封保存
促排卵药物	氯米芬片	持续性无排卵或稀发排卵的多囊卵巢综合征患者	肝病、遗传性胆红素代谢缺陷、妊娠、子宫出血异常、卵巢囊肿（多囊卵巢综合征除外）、卵巢子宫内膜异位、对本品中任何成分过敏、子宫内膜癌、不能控制的甲状腺或肾上腺功能障碍者	从自然月经或撤退性出血的第2～5天开始，每天口服50毫克，共5天；如治疗1～2周期无排卵，下周期增加50毫克，直至每天口服150毫克，连用5天	①较常见：肿胀、胃痛、盆腔或下腹部痛（囊肿形成或卵巢纤维瘤增大，较明显的卵巢增大，一般发生在停药后数天）；②较少见：视力模糊、复视、眼前感到闪光、眼睛对光敏感、视力减退、皮肤和巩膜黄染；③其他：潮热、乳房不适、便秘或腹泻、头晕或晕眩、月经量增多或不规则则出血、食欲和体重增加、毛发脱落、精神抑郁、精神紧张、好动、失眠、疲倦、恶心呕吐、皮肤红疹、过敏性皮炎、风疹块、尿频、体重减轻、乳腺增大等	常温贮藏

🐾 联合用药注意事项

1. 去氧孕烯炔雌醇　　与苯妥英、巴比妥酸盐、扑米酮、卡马西平、利福平等合用，可导致性激素清除率增高而造成突破性出血。

2. 螺内酯

（1）与肾上腺皮质激素合用，可减弱本药利尿作用及潴钾作用。

（2）与雌激素合用，可减弱本品的利尿作用。

（3）与非甾体类消炎镇痛药尤其是吲哚美辛合用，可降低本品的利尿作用，且会增加肾毒性。

（4）多巴胺可加强本品的利尿作用。

（5）与血管紧张素转换酶抑制剂及血管紧张素Ⅱ受体拮抗剂和环孢素合用可致高钾血症。

（6）可使地高辛半衰期延长。

（7）与有肾毒性的药物合用，肾毒性增加。

3. 二甲双胍

（1）与噻嗪类或其他利尿剂、糖皮质激素、酚噻嗪、甲状腺制剂、雌激素、口服避孕药、苯妥英、烟碱酸、钙离子通道阻滞剂及异烟肼等升血糖药物合用时需密切监测血糖，停用上述药物要注意低血糖的发生。

（2）本品有增加华法林抗凝血倾向。

4. 氯米芬

（1）达那唑可抑制本品起作用。

（2）本品可抑制炔雌醇的作用。

（3）本品与戈那瑞林合用时可引起卵巢过度刺激。

🐛 特殊人群用药指导

1. 青少年用药指导

（1）氯米芬：不推荐小于18岁青少年使用。

（2）二甲双胍：10～16岁患者每天最高剂量为2 000毫克。

2. 老年人用药指导

（1）氯米芬：老年人用药疗效与安全性尚不明确。

（2）二甲双胍：老年人慎用本药，80岁及以上者更易出现乳酸酸中毒。

3. 妊娠期和哺乳期妇女用药指导

（1）二甲双胍：经治疗后成功妊娠的患者不宜使用二甲双胍，宜使用胰岛素控制血糖。哺乳期妇女应慎用本品，必须使用本品时，应停止哺乳。

（2）氯米芬：妊娠期及哺乳期妇女禁用。

（3）育龄期无生育要求的多囊卵巢综合征患者可首选短效复方口服避孕药来调节月经周期，而对于育龄期有妊娠计划的多囊卵巢综合征患者则应周期性使用孕激素来调节月经周期，具体方法详见表8。

4. 肝肾功能异常患者用药指导

（1）氯米芬：严重肝损伤患者禁用。

（2）二甲双胍：有肝脏疾病患者应避免使用本品，肾功能损伤患者乳酸酸中毒发生概率上升。

（3）地屈孕酮：肾脏疾病患者慎用，严重肝损患者禁用。

用药案例解析

案·例·1

病史： 患者，女性，24岁，诊断多囊卵巢综合征，有生育要求，体重指数大于29，有胰岛素抵抗，糖耐量异常，口服炔雌醇环丙孕酮调整月经周期，辅助二甲双胍增加胰岛素敏感性。服药3个周期后，月经恢复正常，自行停药。2年后出现闭经就诊，并患糖尿病。

解析： 多囊卵巢综合征的治疗目的主要是调整月经周期，促进生育。经过调经治疗后多能恢复排卵，从而妊娠，部分不能自发排卵的患者可以选择促排卵治疗，促进妊娠的同时也能调整月经。多囊卵巢综合征患者促黄体生成素和促卵泡生成素的比例异常，持续不排卵时，内膜仅受到雌激素的影响，缺乏孕激素的转化会出现闭经。该患者肥胖，同时伴有糖耐量的异常，长时间缺乏有效管理发展为糖尿病。因此，多囊卵巢综合征的患者不能自行停药，应定期到医院就诊，调整合适治疗方案，以免延误病情。

案·例·2

病史： 患者，女性，28岁，诊断多囊卵巢综合征，因合并高雄激素血症，多毛、痤疮等症状较明显，入院治疗后为改善高雄激素血症，医师予以使用每天口服螺内酯片100毫克治疗，并嘱患者定期来院复查电解质。患者出院后按上述方法服用螺内酯片2个月余,期间未来院复查,突发心律失常来院就诊,检查发现血钾异常升高。

　　解析:螺内酯为醛固酮的竞争性抑制药,除保钾利尿作用外,大剂量使用还具有明显的抗雄激素活性,一般剂量范围为75～200毫克/天,治疗高雄激素血症有效率为72%。大剂量长疗程使用螺内酯可引起高钾血症,以心律失常为首发表现,严重可能导致心搏骤停。患者在使用螺内酯进行治疗时应定期复查电解质,监测血钾,避免因血钾升高而引起一系列并发症。

温 馨 提 示

　　(1)多囊卵巢综合征治疗的用药选择、服药疗程都有严格要求,请谨遵医嘱,按要求服药。

　　(2)螺内酯对于降低高雄激素有一定的效果,长期大量使用可能造成高钾血症,需定期复查电解质,监测血钾水平。

用 药 常 见 问 题 解 析

Q1 现在市场上有多种避孕药,治疗多囊卵巢综合征主要选择哪几种? 有什么不良反应?

答: 目前治疗指南等较权威文献推荐治疗多囊卵巢综合征的口服避孕药为去氧孕烯炔雌醇及地屈孕酮等。口服避孕药治疗无生育要求的多囊卵巢综合征患者是一种简单、经济的治疗方法,但最近的研究显示其可能降低多囊卵巢综合征妇女胰岛素敏感性和糖耐量,另外,常见的不良反应包括恶心、头痛、乳房胀痛、子宫不规则出血、体重增加、胃肠道反应等,详见表8,应给予注意。

Q2　多囊卵巢综合征可以根治吗?

答: 多囊卵巢综合征的治疗完全可以痊愈,治疗包括生活方式的调节,降低雄激素水平,调整月经周期,改善胰岛素抵抗,促排卵等治疗。对于肥胖型多囊卵巢综合征患者不能完全依赖药物,应控制饮食和增加运动以降低体重,可增加胰岛素敏感性,降低胰岛素、睾酮水平,从而恢复排卵和生育功能。

Q3　多囊卵巢综合征患者是先治疗再妊娠? 治疗的同时发现妊娠怎么办?

答: 多囊卵巢综合征的治愈是一个相对漫长的过程,而且多囊卵巢主要的表现就是卵泡发育障碍,影响受孕,治疗的目的就是要恢复卵巢正常排卵功能,在治疗的同时可以通过促排卵增加妊娠机会。目前的研究未发现治疗多囊卵巢的药物对胚胎有致畸作用。

Q4　治疗不孕时发现多囊卵巢综合征,为什么还要吃避孕药?

答: 多囊卵巢综合征可造成患者排卵困难,进而造成不孕。而月经周期紊乱、高雄激素血症及由此造成的多毛、痤疮等是多囊卵巢综合征较典型的临床表现,治疗多囊卵巢综合征时服用避孕药并非为避孕而使用,而是用于调节不规律的月经周期,以及增加性激素结合蛋白的浓度,降低游离睾酮水平,发挥抗雄激素作用。通过降低卵巢产生的雄激素还可改善多毛和痤疮症状。通过治疗多囊卵巢综合征,可促进患者规律排卵,起到治疗不孕症的目的。

Q5 治疗多囊卵巢综合征,避孕药吃多久为宜?

答: 口服避孕药在调节月经周期的同时,增加性激素结合蛋白的浓度,降低游离睾酮水平,发挥抗雄激素作用。对于短效复方口服避孕药,一般口服3～6个周期后停药观察,症状复发后可再用药,如无生育要求,育龄期推荐持续使用。服药3个周期需到门诊随访,复查体内雌、孕激素水平,由专科医师评估后再决定是否需要继续治疗。

Q6 月经不规律,医师诊断多囊卵巢综合征,自行口服氯米芬治疗3个周期未孕,还可以继续促排卵治疗吗?

答: 对于有生育要求的患者,在生活方式调整、抗雄激素和改善胰岛素抵抗等基础治疗后,进行促排卵治疗。选择促排卵治疗必须遵循专科医师的诊疗方案,氯米芬为一线促排卵药物,但不是首选治疗多囊卵巢的方案,单独使用氯米芬促排卵不超过6个周期。氯米芬3～6个周期未孕的患者可给予二线促排卵药物,如来曲唑及促性腺激素。需注意诱发排卵时易发生卵巢过度刺激综合征,应在医师、药师指导下用药,同时需严密监测,加强预防措施。

Q7 肥胖型多囊卵巢综合征都需要口服二甲双胍吗？

答： 二甲双胍类的胰岛素增敏药物的主要适应证是有胰岛素抵抗、糖耐量受损或2型糖尿病的多囊卵巢综合征妇女，不是肥胖就需要口服。多囊卵巢综合征的一个主要特征是胰岛素抵抗，导致代偿性高胰岛素血症，以便维持正常糖耐量。高胰岛素血症引起卵巢雄激素合成增加，进而导致无排卵、闭经和不孕。许多多囊卵巢综合征的患者表现为肥胖，由于体重增加胰岛素抵抗更为明显。非肥胖的多囊卵巢综合征的患者多有腰围/臀围值增加，较正常组亦有更明显的胰岛素抵抗倾向。因此，多囊卵巢综合征患者调整生活方式、增加运动、减少体脂对疾病治疗有很大的积极作用。

Q8 二甲双胍治疗过程中意外妊娠，需要终止吗？

答： 现有的研究证实二甲双胍在妊娠早期使用并不增加出生缺陷的风险，但应注意二甲双胍属于美国食品药品监督管理局药物安全分级中的B类药物，有潜在的胚胎毒性风险。建议胰岛素抵抗改善后再选择妊娠，发现意外早期妊娠且血糖不易控制时可选用胰岛素代替二甲双胍治疗。

祝子明　祝　茹　张年宝

疾病九　原发性痛经

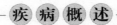

概述

痛经为常见的妇科症状之一，指行经前后或月经期出现下腹部疼痛、坠胀，伴有腰酸或其他不适，症状严重影响生活质量。我国妇女中痛经的发生率为33.1%，其中原发性痛经占53.2%，重度痛经的发生率为13.55%。原发性痛经在青春期多见，常在初潮后1～2年内发病，原发性痛经占痛经90%以上。

分类

痛经分为原发性痛经和继发性痛经两类，原发性痛经指生殖器官无器质性病变的痛经，占痛经90%以上；继发性痛经指由盆腔器质性疾病，如子宫内膜异位症、子宫腺肌病等引起的痛经。

发病原因

原发性痛经的发生主要与月经时子宫内膜中前列腺素含量增

高有关。前列腺素含量高可引起子宫平滑肌过强收缩,血管痉挛,造成子宫缺血、乏氧状态而出现痛经。血管升压素、内源性缩宫素以及 β-内啡肽等物质的增加也会引起痛经症状,另外还有精神、神经因素。无排卵的增生期,子宫内膜无孕酮刺激,所含前列腺素浓度很低,通常不发生痛经。

临床表现

（1）青春期多见,常在初潮后 1～2 年发病。

（2）疼痛多自月经来潮后开始,最早出现在经前 12 小时,以行经第 1 天疼痛最剧烈,持续 2～3 天后缓解,疼痛常呈痉挛性,通常位于下腹部耻骨上,可放射至腰骶部和大腿内侧,一般不伴有腹肌紧张或反跳痛。

（3）可伴有恶心、呕吐、腹泻、头晕、乏力等症状,严重时面色发白、出冷汗。

（4）妇科检查无异常发现。

治疗选择

心理疏导和使用前列腺素合成酶抑制剂。

1. 一般治疗

（1）重视心理治疗,说明月经时的轻度不适是生理反应,消除紧张和顾虑。

（2）足够的休息和睡眠,规律而适度的锻炼,戒烟均对缓解疼痛有一定的帮助。

（3）疼痛不能忍受时辅以药物治疗。

2. 药物治疗

（1）非甾体抗炎药：是缓解原发性痛经最常用的药物，见表9。

（2）口服避孕药：通过抑制排卵，减少月经血中前列腺素含量，适用于要求避孕的痛经妇女，疗效达90%以上。

（3）去氧孕烯炔雌醇＋维生素E＋维生素B_6：维生素B_6于月经来潮的前7天开始口服，30毫克，每天3次，连续服用至月经来潮停服；去氧孕烯炔雌醇片于月经周期的第5天睡前口服，每次1片，连续服用21天；维生素E于月经来潮的前7天开始口服，10毫克，每天3次，治疗期间全程服用。注意该方案可能会出现月经量减少、服药初期出现不规则阴道出血、乳房胀痛，出现轻度恶心、胃部不适等症状，但继续服药后症状可消失。

（4）黄体酮＋维生素B_6：于痛经出现时或出现前1天开始口服维生素B_6，共4～5天。服药的前2天，40毫克/天，分2次饭后服，后2～3天，20毫克/天，饭后1次服用。月经第1天肌内注射黄体酮20毫克/次，共5次，下次月经来潮时同上法服用维生素B_6。注意使用黄体酮可能使维生素B_6在血浆中的含量降低，这与雌激素促进药酶活性作用有关。因此，两者并用可预防血浆中维生素B_6的降低。该方案可能出现头晕、恶心、乳房胀痛等不良反应，但一般情况下无须做特殊处理，可自行缓解。

🍎 预后

通过药物治疗（镇痛、镇静、解痉）能有效缓解大部分患者的痛经症状。药物治疗效果不佳的患者，必须排除存在盆腔器质性病变的可能。

表9　原发性痛经常用治疗药物

药物分类	常用药物	适应证	禁忌证	用法用量及疗程	不良反应	贮藏条件
非甾体抗炎药	布洛芬	原发性痛经(轻、中度)	①对其他非甾体抗炎药过敏者禁用;②妊娠期妇女及哺乳期妇女禁用;③对阿司匹林过敏的哮喘患者禁用;④严重肝肾功能不全者或严重心力衰竭者禁用;⑤正在服用其他含有布洛芬或其他非甾体抗炎药,包括服用已知是特异性COX-2抑制剂药物的患者禁用	300毫克,早、晚各1次,整粒吞服,不得打开或溶解后服用;服用2～5天,但不得超过5天,连续治疗3个月经周期	①可出现恶心、呕吐、胃烧灼感或轻度消化不良、胃肠道溃疡及出血、转氨酶升高、头痛、头晕、耳鸣、视力模糊、精神紧张、嗜睡、下肢水肿或体重骤增;②罕见皮疹、过敏性肾炎、膀胱炎、肾病综合症、肾乳头坏死或肾衰竭、支气管痉挛;③极罕见面部、舌和喉咙吃水肿、呼吸困难、心动过速、低血压	密封保存
	双氯芬酸钾片	原发性痛经(轻、中度)	①消化道溃疡者禁用;②对本品以及其他非甾体抗炎药过敏者禁用;③乙酰水杨酸或其他前列腺素合成酶抑制剂引起哮喘等麻疹或急性性鼻炎的患者禁用	50毫克,每天3次,服用2～5天,连续治疗3个月经周期	①偶见,上腹部疼痛以及恶心、呕吐、腹泻、腹部绞痉、消化不良、腹部胀气、厌食、头痛、眩晕、皮疹、血清转氨酶(SGOT、SGPT)升高;②罕见胃肠道出血、呕血、黑便、胃肠道溃疡、穿孔、出血性腹泻、嗜睡等麻疹、肝炎、过敏反应、水肿	密封、避光保存

（续表）

药物分类	常用药物	适应证	禁忌证	用法用量及疗程	不良反应	贮藏条件
口服避孕药	去氧孕烯炔雌醇	原发性痛经（轻、中度）	有或曾有血栓、栓塞前驱症状，存在动静脉血栓血栓高危因素、血管损害的糖尿病，严重高血压，严重脂蛋白血症，性激素依赖的生殖器官或乳腺肿瘤，肝脏肿瘤，严重肝损，不明原因的阴道出血，已妊娠或疑似怀疑妊娠、哺乳期妇女	于月经后第5天开始口服，1片/次、1次/天，睡前服用，连续服用21天，停药7天后，进行第2个服药周期，共进行3个周期的治疗	①常见：恶心、头痛、乳房胀痛，月经周期中出现点滴出血；②少见：呕吐、腹痛、腹泻、情绪改变、乳房溢乳、阴道分泌物改变、皮疹等皮肤反应、体液潴留、过敏反应、性欲改变，不能耐受隐形眼镜	密封、避光保存
	醋酸甲羟孕酮	轻、中度痛经	各种血栓栓塞性疾病，严重肝损，因骨转移产生的高钙血症，尿路出血，月经过多，妊娠或哺乳期妇女及对本品过敏者	于月经后第5天开始口服，4毫克/次、1次/天，连续服用20天，停药7天后，进行第2个服药周期，共进行3个周期的治疗	①乳房痛、溢乳、闭经，子宫颈柱状上皮异位或子宫颈分泌改变；②神经质、失眠、嗜睡、疲累、头晕；③消化道症状及肝功能异常	密封、避光保存

（续表）

药物分类	常用药物	适应证	禁忌证	用法用量及疗程	不良反应	贮藏条件
脂溶性维生素	维生素E	轻、中度痛经	对本品过敏者禁用	在月经来前3天开始服药,3次/天,10毫克/次,餐后服用,连续7天后停用,连续3个月的月经周期	长期过量服用可引起恶心、呕吐、眩晕、头痛、视力模糊、皮肤皲裂、唇炎、口角炎、腹泻乳腺肿大、乏力	密封、避光保存
镇痛药	哌替啶	重度痛经	室上性心动过速、颅脑损伤、颅内占位性病变、慢性阻塞性肺疾病、支气管哮喘、严重肺功能不全。合用单胺氧化酶抑制剂时	每次口服或肌注50～100毫克,两次用药间隔不少于4小时	轻度眩晕、出汗、口干、恶心、呕吐、心动过速及直立性低血压	密闭保存

<hr>

药 物 治 疗

<hr>

❦ 治疗目标

缓解痛经症状。

❦ 常用药物

原发性痛经的常用治疗药物见表9。

❦ 联合用药注意事项

1. 布洛芬

（1）与其他解热镇痛抗炎药同用可增加胃肠道不良反应，甚至胃溃疡的发生。

（2）本品与肝素、双香豆素等抗凝药同用时，可导致凝血酶原时间延长，增加出血倾向。

（3）本品与地高辛、甲氨蝶呤、口服降血糖药物同用时，能使这些药物的血药浓度增高，不宜同用。

（4）本品与呋塞米（呋喃苯胺酸）同用时，后者的排钠和降压作用减弱；与抗高血压药同用时，也降低后者的降压效果。

2. 去氧孕烯炔雌醇　　与苯妥英、巴比妥酸盐、扑米酮、卡马西平、利福平等合用可导致性激素清除率增高而造成突破性出血。

3. 甲羟孕酮　　与肾上腺皮质激素合用可能促进血栓性疾病的发生。

4. 维生素E

（1）与考来烯胺、新霉素及硫糖铝合用，可干扰本品的吸收，不宜同服。

（2）口服避孕药可加速本品代谢,导致维生素E缺乏。

（3）与雌激素合用,如用量大、疗程长,可诱发血栓性静脉炎。

（4）与双香豆素及其衍生物同用,可致低凝血酶原血症。

5. 哌替啶　　本品能促进双香豆素、茚满二酮等抗凝药物增效,并用时后者应按凝血酶原时间而酌减用量。

🍒 特殊人群用药指导

1. 青少年用药指导　　去氧孕烯炔雌醇对糖、蛋白质、脂肪代谢都有一定的影响,会降低糖耐量。会使脂蛋白水平增高,促使血压升高、动脉硬化。雌激素会使凝血因子增高,增加血栓性疾病发生的危险性。会影响胆汁的排泄功能,长期用药还会造成肝功能异常等不良反应,因此青少年应在医师或药师的指导下用药。

2. 妊娠期和哺乳期妇女用药指导

（1）双氯芬酸:本品在哺乳期的应用研究甚少,但鉴于其在成人血液中的半衰期很短且与其他类似药同用时并不增加毒性,美国儿科学会认定为哺乳期可以使用。

（2）布洛芬:无本品分泌到人类乳汁中的数据,布洛芬对哺乳婴幼儿的影响是未知的。综合考虑母亲用药的必要性,哺乳期妇女禁用这两种药物。

（3）去氧孕烯炔雌醇:哺乳期女性禁用含雌激素口服避孕药。因为摄入雌激素可引起哺乳期妇女的胃肠道反应,影响食欲,导致乳汁中蛋白质、脂肪和微量元素的含量下降,对婴儿生长发育有很大影响。同时,含有雌激素的乳汁被婴儿摄入,可使男婴乳房发育,女婴出现阴道上皮增生、阴唇肥厚等副性征的异常。此外,哺乳期妇女如果服用3～6

周的雌激素,其乳量大约会减少一半,对母乳喂养的婴儿极为不利。

3. 肝肾功能损害患者用药指导

(1) 布洛芬:严重肝损伤患者禁用本品。

(2) 去氧孕烯炔雌醇:肝脏肿瘤(良性或恶性),有或曾有严重肝脏疾病、肝脏功能未恢复正常者禁用。

(3) 甲羟孕酮:肝肾功能不全者禁用。

🐛 用药案例分析

案 例

　　病史:患者,女性,22岁,14岁时诊断为原发性痛经,一直口服去痛片,症状能控制。婚后2年未孕,痛经症状加重,口服去痛片不能缓解疼痛,自行加大药量也无明显效果。门诊行相关检查后诊断为子宫内膜异位症,卵巢子宫内膜异位囊肿,建议手术治疗。

　　解析:该患者有原发性痛经,经过对症处理能缓解症状。在药物不能明显改善症状时仍认为自己是原发性痛经,延误疾病的诊断和治疗。在痛经症状加重或有其他不适时,患者一定要到医院进一步检查和评估,排除有器质性病变的可能,不能盲目加大药物剂量和自己选择治疗。

温 馨 提 示

　　原发性痛经的治疗只是对症处理,并不能从根本上治疗痛经,需要定期到门诊检查,排除继发性痛经的可能。

用药常见问题解析

Q1 使用非甾体抗炎药应该注意什么?

答： 除了掌握不同药物的用法、用量、适应证和禁忌证,还应掌握其毒副作用,同时避免2种或2种以上非甾体抗炎药联合使用,由于其作用机制类似,但是治疗作用却不会叠加,只会增加不良反应,同时两者可能竞争结合血浆白蛋白从而影响血药浓度。另外要控制药物剂量及疗程,一般从小剂量开始使用,逐渐增加剂量,用于止痛时一般不超过5天,不宜长期或大量服用,以最大限度降低甚至避免不良反应的发生。

Q2 服用非甾体抗炎药后出现了严重的胃肠道反应怎么办?

答： 可考虑服用抑酸剂(如奥美拉唑、雷尼替丁等)和黏膜保护剂(如硫糖铝等)。临床研究证明,这些药物可显著地减轻患者的胃肠道不良反应,并且对非甾体抗炎药的疗效没有任何影响。

Q3 非甾体抗炎药对肝肾功能有损伤吗?

答： 研究表明,几乎所有临床使用的非甾体抗炎药均可造成肝脏损害,肾毒性也是非甾体抗炎药传统最为常见的不良反应,在使用此类药物时应正确判断适用人群,并督促患者定期进行肝功能检查,而伴有肾脏危险因素的患者也应慎用此类药物。

Q4 使用前列腺合成酶抑制剂治疗原发性痛经期间,能饮酒吗?

答: 用药期间不宜饮酒,前列腺合成酶抑制和酒精会对胃肠道黏膜产生双重刺激,增加胃出血和肝损伤的风险。

Q5 服用口服避孕药出现不良反应应该如何应对?

答: 少数妇女在服药后可出现恶心、头晕、无力、食欲缺乏、呕吐、嗜睡等类早孕反应。轻者一般不需处理,反应较重的妇女,可内服维生素 B_6 10毫克、维生素 B_1 10毫克,每天3次,地西泮2.5毫克,每天2次,头昏、困倦可饮些浓茶或服用其他兴奋剂。如果出现月经量减少,经期缩短时,一般不需要处理,经量过少者可加服炔雌醇0.010～0.015毫克。其他的不良反应,比如乳房发胀、腰部酸痛、食欲增加、皮疹等,一般可自行消失,不需要处理。

Q6 服用对乙酰氨基酚治疗原发性痛经效果不明显时,能加服口服避孕药吗?

答: 口服避孕药的成分多由合成的雌激素、孕激素组成,对乙酰氨基酚与口服避孕药同服时,可激活肝微粒体酶,加速各类孕激素和炔雌醇在体内的代谢,导致药效降低,同时子宫内膜突破出血发生率增高。

苏 宇 祝 茹

疾病十　经前期综合征

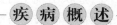

―――――― 疾 病 概 述 ――――――

概述

　　经前期综合征是指妇女在月经周期的后期表现出的一系列生理和情感方面的不适症状,症状与精神和内科疾病无关,并在卵泡期缓解,在月经来潮后自行恢复到没有任何症状的状态。经前期综合征是一种生理和社会心理等综合因素导致的一种妇女疾病。月经前无经前期综合征症状者占10%～15%,有轻微症状者约50%,自觉症状较重或影响日常生活者(即经前期综合征患者)占30%～40%,有严重经前期综合征症状者不到10%。

分类

　　精神病学将妇女月经前期所有症状统称为经前期焦虑性疾病,其中轻型称为经前期综合征,重型称为经前期焦虑症。经前期综合征仅出现2～4个经前期症状,不引起全身功能障碍,占妇女人群的75%。经前期焦虑症出现5个以上症状,其中至少有1个症状引起全身功能障碍，不能进行正常的生活、工作和社会活动，占妇女人群的15%。仅有10%妇女经前期无任何不适症状。

发病原因

病因尚无定论，可能与精神及社会因素、卵巢激素失调和神经递质异常有关。

临床表现

多见于25～45岁妇女，症状出现于月经前1～2周，月经来潮后迅速减轻直至消失。主要症状归纳为以下内容。

1. 精神症状　　易怒、焦虑、抑郁、情绪不稳定、疲乏，以及饮食、睡眠、性欲改变，健忘，注意力不集中，神经质，易激动等，其中易怒是其主要症状。周期性反复出现为其临床表现特点。

2. 躯体症状　　手足远端与眼睑水肿、头痛、乳房胀痛、盆腔痛、肠痉挛、背痛、便秘、体重增加、运动协调功能减退、低血糖症状。

治疗选择

1. 支持疗法　　包括加强月经期卫生宣传、医学咨询和情感支持、饮食和行为训练。其中，对经前期综合征患者的情感支持尤为重要，另外，对患者家庭成员宣教有关疾病保健知识也十分重要。

2. 饮食管理　　经前期综合征患者应采用高糖类、高纤维、低蛋白质、低脂肪饮食，同时限制盐的摄入可有效减轻水潴留的发生。需注意咖啡、酒精能增加焦急、紧张、抑郁及易怒症状，应避免或减少摄入。

3. 内科药物治疗　　主要包括使用甲羟孕酮、黄体酮等孕激素对抗雌激素作用,控制水潴留;补充维生素及微量元素改善焦虑等精神、神经症状;使用氟西汀等5-羟色胺重吸收抑制剂改善患者经前期精神、情绪状态;使用阿普唑仑等苯二氮䓬类药物抗焦虑;利尿药治疗水钠潴留和水肿明显的患者;使用溴隐亭等抗催乳素治疗经前乳房胀痛;使用塞来昔布等环氧化酶-2特异性抑制药治疗痛经及其他疼痛症状;使用达那唑抑制卵巢甾体激素生产和分泌,减轻乳房疼痛、缓解经前期嗜睡、易怒和焦虑症。

4. 手术治疗　　严重的经前期综合征可予以卵巢切除治疗。

🐾 预后

轻型经前期综合征患者通过一般支持治疗或药物治疗可取得良好效果,大多数重型经前期焦虑症可通过药物治疗起到较好治疗效果,如药物治疗效果不佳还可选择手术治疗,93.6%的患者经手术治疗可完全消失。

药 物 治 疗

🐾 治疗目标

缓解经前期症状,改善生活质量。

🐾 常用药物

经前期综合征治疗药物主要包括抗雌激素作用并改善黄体功能药物、改善患者情绪状态药物及改善患者躯体症状的药物,具体常用药物见表10。

表10 经前期综合征常用治疗药物

药物分类	常用药物	适应证	禁忌证	用法用量及疗程	不良反应	贮藏条件
孕激素	甲羟孕酮片	经前期综合征黄体功能不足及水潴留症状	各种血栓栓塞性疾病,严重肝损,因骨转移产生的高钙血症,尿路出血,月经过多,妊娠或哺乳期妇女及对本品过敏者	每次4～8毫克,每天口服1次;经前14天开始服用,连用10天	①乳房痛、溢乳、闭经、子宫颈柱状上皮异位或子宫颈分泌改变;②神经质、失眠、嗜睡、疲累、头晕;③消化道症状及肝功能异常	遮光,密封保存
维生素	维生素B6片	经前期综合征焦虑、抑郁、疲劳症状	对本品过敏者	每次50毫克,每天1次	肾功能正常时几乎不产生毒性,罕见过敏反应。长期、过量应用可致严重的周围神经炎,出现神经感觉异常,步态不稳、手足麻木	遮光,密封保存
5-羟色胺重摄取抑制药	氟西汀片	重型经前期综合征	对本品过敏者	每天20～60毫克,推荐起始剂量为每天20毫克。经前14天服用或全月经周期服用	①常见:皮疹、瘙痒等过敏反应、寒战、5-羟色胺综合征、光敏反应、胃肠道功能紊乱、口干、头痛、睡眠异常、头晕、厌食、疲乏、欣快、抽搐,共济失调、幻觉、意识错乱、注意力丧失、思考力下降、自杀观念和行为、尿潴留,性功能障碍、溢乳等;②罕见:多形性红斑、肝功能异常、5-羟色胺综合征,出血性疾病、一过性低血钠	室温保存

（续表）

药物分类	常用药物	适应证	禁忌证	用法用量及疗程	不良反应	贮藏条件
苯二氮䓬类	阿普唑仑片	经前期综合征呈现焦虑、抑郁、惊厥症状	中枢神经系统处于抑制状态的急性酒精中毒，肝肾功能损害，重症肌无力，急性或易于发生的闭角型青光眼，严重慢性阻塞性肺疾病，驾驶员、高空作业者、危险精细作业者	推荐起始剂量每次0.4毫克，每天口服3次。用量按需递增。最大剂量为每天4毫克。月经前开始用药，一直用到月经来潮第2~3天	①常见：嗜睡、头晕、乏力等，大剂量时偶见共济失调，震颤，尿潴留，黄疸，长期应用后，停药可能发生撤药症状。表现为激越或抑郁；②少见：口干，精神不集中，多汗，心悸，便秘或腹泻，视物模糊，低血压；③罕见：皮疹，光敏，白细胞减少；④个例：兴奋，多语，睡眠障碍，甚至幻觉。停药后可消失	遮光，密封保存
利尿药	螺内酯片	经前期综合征有水钠潴留和水肿明显者	高钾血症患者禁用	每次20~40毫克，每天2~3次	①常见：高钾血症、胃肠痉挛、腹泻；②少见：低钠血症、乳房胀痛、声音变粗、毛发增多月经失调，步态不稳，性功能下降；③罕见：过敏反应，高氯酸性中毒	密封，干燥处保存
多巴胺受体激动剂	溴隐亭片	经前乳房胀痛	对溴隐亭、麦角碱及本品任何成分过敏者，控制不满意的高血压，妊娠期高血压，分娩后及其他产褥期高血压状态，冠心病及其他严重心血管疾病，有严重精神障碍症状或疾病史者	在月经来潮前14日开始服用。治疗第一天早餐、晚餐时各服用1.25毫克，随后每次2.5毫克，每天2次，连用14天	①常见：头痛，困倦，头晕，鼻衄，恶心，便秘，呕吐；②不常见：意识模糊，精神激越，幻觉，运动障碍，低血压，直立性低血压，口干，皮肤过敏；③少见：精神病样发，腿抽筋，波倦；③少见：精神病样反应，失眠，嗜睡，感觉异常，视力障碍，视物模糊，耳鸣，心包积液，缩窄性心	25℃以下，遮光保存

（续表）

药物分类	常用药物	适应证	禁忌证	用法用量及疗程	不良反应	贮藏条件
多巴胺受体激动剂	溴隐亭片				包疼、心动过速或过缓、心律失常、胸腔积液、胸膜纤维化、肺纤维化、腹泻、腹痛、胃肠道溃疡及出血、外周水肿；① 很少见：性欲增加，心肌瓣膜纤维化。寒冷导致的可逆性手指胸脚苍白、雷诺现象隐亭后出现类似恶性综合征表现	
环氧化酶－2特异性抑制药	塞来昔布胶囊	痛经及经前期综合征引起的其他部位疼痛	对本品过敏者及对磺胺过敏者，阿司匹林哮喘患者，禁用于冠状动脉搭桥术围术期疼痛的治疗，有活动性消化道溃疡或出血的患者，重度心力衰竭患者	每天1~2次，每次口服200毫克	①本药最常见不良反应主要为胃肠道系统症状，如胃肠道出血、便秘、黑便、呕吐等；②其他不良反应包括皮疹、过敏反应、乏力、水肿、免疫力下降、感觉异常、心悸、心动过速、肝功能异常等，需警惕该药可能引起较严重的不良反应，如心至颤动、肺栓塞、晕厥、心肌梗死等	25 ℃以下保存
雄激素抑制药	达那唑胶囊	经前期综合征引起的乳房疼痛、嗜睡、易怒和焦虑症	血栓病患者、心肝肾疾患者、异常性生殖器出血患者	每天2次，每次口服200~400毫克	①常见：闭经、突破性子宫出血、乳房缩小、喑哑、毛发增多、痤疮、下肢水肿或体重增减；②少见：血尿、鼻衄、牙龈出血、白内障、肝功能异常、颅内压增高、白细胞增多症、急性胰腺炎、多发性神经炎；③罕见：女性阴蒂增大、男性睾丸缩小。严重肝损时可出现巩膜或皮肤发黄	遮光、密封保存

🦋 联合用药注意事项

1. 甲羟孕酮　　本药对于肝功能损伤患者不宜使用，当与可能造成肝功能损伤的药物（如患者同时并发外阴阴道念珠菌病而使用氟康唑或伊曲康唑）同时使用时，可能造成肝损伤的发生，此时应严密监测肝功能情况。

2. 氟西汀　　本品因与三环类抗抑郁药（如阿米替林、多塞平）经同一酶系代谢，可能造成药物代谢延迟，故不宜与三环类抗抑郁药联用，而应选择苯二氮䓬类（阿普唑仑）抗抑郁药治疗。本品晨间服用效果更佳。

3. 阿普唑仑　　与中枢抑制药合用可增加呼吸抑制作用。与酒及全麻药、可乐定、镇痛药、吩噻嗪类、单胺氧化酶A型抑制药和三环类抗抑郁药合用时，可彼此增效，应调整用量。与抗高血压药和利尿降压药合用，可使降压作用增强，因此，与螺内酯联用时应监测血压。与地高辛合用，可增加地高辛血药浓度而致中毒。

4. 螺内酯　　与非甾体类消炎镇痛药，尤其是吲哚美辛，能降低本药的利尿作用，且合用时肾毒性增加，故与塞来昔布联用时需监测肾功能。本药使地高辛半衰期延长。

5. 溴隐亭　　与唑类抗真菌药联用时可延缓上述药物代谢。故当患者并发外阴阴道念珠菌病而使用氟康唑与伊曲康唑时，抗真菌药物宜小剂量开始服用。合并使用其他多巴胺受体拮抗剂，如抗精神病药（如吩噻嗪、丁酰苯、硫杂蒽类）和甲氧氯普胺、多潘立酮可降低其疗效。酒精可降低溴隐亭的耐受性。

6. 塞来昔布　　塞来昔布与氟康唑联用时，血药浓度可明显升高。本品可减弱血管紧张素转化酶抑制剂和血管紧张素Ⅱ拮抗剂的抗高血压作用。本品与锂盐联用可导致锂盐血药浓度升高。

7. 达那唑　　本品与胰岛素同用时，容易产生耐药性。与华法林联用时，可增强华法林抗凝效果，易发生出血。

❦ 特殊人群用药指导

1. 青少年用药指导　　上述药物对青少年的安全性及疗效均不明确，不推荐小于18岁患者使用。

2. 妊娠期和哺乳期妇女用药指导

（1）甲羟孕酮：妊娠期和哺乳期妇女禁用。

（2）维生素B_6：可在医师指导下正常使用。

（3）氟西汀：氟西汀对人类无明显致畸作用，在妊娠期间可以使用，但在妊娠晚期或分娩时应谨慎使用，可引起新生儿易激惹、震颤、肌张力减退、持续哭泣、吮吸困难或睡眠困难。哺乳期妇女如必须服用氟西汀应停止母乳喂养，如果要继续母乳喂养，氟西汀应采用最低有效剂量。

（4）阿普唑仑：妊娠3个月内，本药有增加胎儿致畸的危险。妊娠期妇女长期使用，新生儿呈现撤药症状，妊娠期妇女应尽量避免使用。本药可分泌入乳汁，哺乳期妇女应慎用。

（5）螺内酯：本药可通过胎盘，对胎儿影响尚不清楚。妊娠期妇女应在医师指导下使用，用药时间应尽量短。

（6）溴隐亭：临床经验显示妊娠期服用溴隐亭对妊娠过程或结果无不良影响，但一旦证实妊娠，除非必要，应停止使用。溴隐亭可抑制泌乳，因此除非医疗必需，溴隐亭不应用于哺乳期妇女。

（7）塞来昔布：大剂量使用在动物实验中有致畸作用，只有在益处大于对胎儿危害时才考虑在妊娠期使用本品，在妊娠的后3个月避免使用塞来昔布。塞来昔布能否进入乳汁尚不清楚，应充分评估利弊再决定是否停止哺乳或停止用药。

（8）达那唑：妊娠妇女不应使用本药，用药中妊娠者应终止妊娠。哺乳期妇女不能服用。

用药案例解析

　　病史：患者，女性，36岁，诊断为经前期综合征，有明显忧郁症状，持续口服氟西汀治疗1年，现出现明显的食欲减退。

　　解析：氟西汀口服治疗不良反应较轻，大剂量时耐受性较好。但长期用药常发生食欲减退或性功能下降。氟西汀口服后显效时间较长，一般选择在黄体期开始服药，月经来潮后就可以停药，不宜长期服用，增加不良反应。

　　病史：患者，女性，28岁，月经来潮前有嗜睡、易怒和较严重的焦虑症。通过上网搜索后认为自己患有"经前期综合征"，并参照他人用药经验进行口服达那唑治疗，1个月后出现闭经、牙龈出血等症状。

解析：经前期综合征有相关诊断标准，仅凭部分症状自行判断疾病并进行相关药物治疗是有危险的，需到医院进行专门的诊治。达那唑可用于经前期综合征患者，可有效减轻患者经前期乳房疼痛、嗜睡、易怒及焦虑症状，但因其可抑制下丘脑-垂体促性腺激素释放激素分泌，抑制卵巢甾体激素生成和分泌，对机体内分泌稳态有影响，应在医师指导下使用。患者出现闭经、牙龈出血为达那唑的不良反应。

温馨提示

（1）经前期综合征的治疗以调整生活状态和心理治疗为主，抗焦虑和抗抑郁只是辅助治疗，服用相关抗焦虑、抗抑郁药物要严格遵循医师、药师指导意见。

（2）任何疾病均有其诊断标准，不可以片面症状自行判断疾病甚至自行药物治疗，需经专业医师诊治。

（3）药物可治病也可致病，请在医师、药师指导下用药。

用 药 常 见 问 题 解 析

Q1 避孕药也能缓解经前期不适症状吗？

答： 经前期不适症状很大一部分原因是卵巢性激素分泌异常，口服避孕药通过抑制循环和内源性激素波动，抑制排卵并可减轻水钠潴留症状,故对此类原因患者能缓解症状。对于其他因素导致的经前期不适症状则未必有效,需经专业医师诊治后确定病因,并在药师指导下用药。

Q2 患者现在在服用抗焦虑症和抗抑郁症的药物,可以哺乳吗?

答: 经前期综合征患者抗焦虑症和抗抑郁症的药物有阿普唑仑与氟西汀等。上述两种药物口服后吸收良好,且均可分泌入乳汁。哺乳期妇女应停用氟西汀,如无法停药,哺乳期妇女应采用最低有效剂量。阿普唑仑不宜用于哺乳期妇女。哺乳期妇女使用上述两种药物前应咨询专科医师,在医师、药师指导下用药。

Q3 可以使用中草药治疗经期前综合征吗?

答: 一些患者采用中草药来缓解症状,然而目前没有相关科学研究证据证实中草药能治愈经期前综合征。对于一些患者认为有效的情况,我们无法判断这是中草药治疗的效果,还是患者心理作用所致。如果您想采取中草药治疗,请先咨询医师,并千万不要放弃您的常规治疗。

Q4 经前期综合征主要表现为抑郁症状时,选择用什么药?何时用药效果更好?

答: 氟西汀,能选择性抑制中枢神经系统5-羟色胺的再摄取,每天1次,每次口服20毫克,能明显缓解精神症状及行为改变。一般于黄体期用药(月经来潮前14天至月经来潮第1天)。抑郁症一般具有晨重暮轻的特点，氟西汀宜晨起服用，可达到更好的效果。

Q5 经前期综合征有许多症状，没有特效的治疗，是否可以联合使用多种药物？

答： 目前临床上用于治疗经前期综合征的药物主要是根据患者的主诉症状，如抗抑郁的药物不能很好缓解躯体症状，医师可选择甲羟孕酮、螺内酯、维生素B_6、溴隐亭、塞来昔布、达那唑等药物改善水肿、疲劳、乳房胀痛、痛经、易怒等症状。但需注意，同时引用多种药物时需关注药物间相互作用。如螺内酯与塞来昔布联用时需注意监测肾功能，使用阿普唑仑、溴隐亭时避免饮酒。

Q6 经前期综合征的患者使用阿普唑仑的有效剂量是多少，什么时候停药？

答： 用阿普唑仑治疗经前期有明显焦虑症状的患者的有效剂量，目前尚无统一规范，患者在医师指导下用药，以缓解症状为疗效指标。一般经前用药，0.4毫克，每天2～3次口服，逐渐增量。最大剂量为每天4毫克，用至月经来潮第2～3天。

Q7 使用达那唑治疗经前期综合征患者乳房疼痛与易怒症状需注意什么？

答： 首先，癫痫、偏头痛与糖尿病患者不宜使用达那唑，此外，达那唑具有轻度雄激素作用，长期应用可引起肝功能损伤，治疗期间注意加强肝功能监测和及时停药。还需注意，女性使用本品时，应采取工具避孕，防止妊娠，一旦发生妊娠，立即停药并终止妊娠。使用本品时应注意有无心脏功能损害、肾功能损害、生殖器官出血等。

Q8 经前期综合征的患者饮食方面注意哪些方面？

答： 合理的饮食及营养，少吃或不吃甜食，甜食会使人情绪不稳，焦虑。多喝水，多吃新鲜水果。少吃动物脂肪，动物脂肪会升高血液中雌激素含量，可以用植物脂肪的食物代替。多吃纤维含量高的食物，帮助体内清除过量的雌激素。多吃蔬菜、豆类、全麦、荞麦及大麦（不仅纤维丰富，也含有大量的镁）等食品。少喝酒，酒精会使人头痛及疲劳更严重，并引发吃甜食的冲动。

祝子明 张年宝

疾病十一　绝经综合征

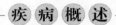

概述

自然绝经是月经自然停止,经历12个月的闭经,没有任何其他明显的病理或生理原因后确定诊断。世界卫生组织统计,女性发生自然绝经的年龄通常在45~55岁,一般发生在51.4岁,有超过90%的女性出现与绝经相关的症状。绝经前后出现的如月经紊乱、血管舒缩症状、心血管系统症状与代谢异常、泌尿生殖综合征及骨质疏松等症状称为绝经综合征。几乎所有女性在临床绝经前都经历月经不调和荷尔蒙的波动。80%有潮热等最常见的更年期症状,只有20%~30%需求治疗。

40岁以前的绝经为卵巢早衰。围绝经期开始于生育后到绝经前,主要是月经周期不规则、内分泌改变及潮热等。

分类

绝经分自然绝经和人工绝经两种。

发病原因

（1）女性进入围绝经期后，卵巢开始萎缩，卵泡数目出现不可逆的减少，卵巢储备功能不断衰竭，从而出现女性激素的不稳定变化。

（2）卵巢衰竭后，雌激素水平过度降低，从而引起下丘脑-垂体-卵巢轴或肾上腺等功能紊乱，使与之相关的神经递质、激素、细胞因子等代谢产生失衡，从而出现围绝经期相关症状。一项研究提示其可能与体力活动减少，热量摄入过多以及吸烟、饮酒等不良生活方式的出现有关。

临床表现

"潮热"或"盗汗"是围绝经期最常见的血管舒缩症状，困扰80%的围绝经期女性。还有心血管系统症状与代谢异常，阴道干涩，骨质疏松，睡眠障碍和抑郁，关节痛，记忆力下降等，这些症状往往轻重不一，持续时间或长或短。

治疗选择

激素替代治疗与饮食、运动、戒烟、限酒等生活方式的调节，是维持围绝经期和绝经后妇女健康的全部策略，其中激素替代治疗是缓解绝经综合征最重要的组成部分。对于具备完整子宫的女性，围绝经期、有症状，没有激素治疗的禁忌证时，可以采用周期序贯法（要求保留月经者），即在周期间停药7天，21天为1个周期，每天戊酸雌二醇1～2毫克。根据症状的严重程度，使用不同的剂量。在后10～14天加孕激素，起到保护子宫内膜的作用。一般在孕激素停药或快要停药,或停药1～2天以后,会有月经来潮。对于绝经期(绝经1年或更长时间,不要求月经来潮者),采用连续联合的方法,每天服用雌激素(戊酸雌二醇1～2毫克)和孕激素,不间断用药,让子宫内膜始终处于被孕激素作用的状况。

🐾 预后

激素替代治疗虽能有效缓解绝经综合征,但需要考虑风险。

———————————— 药 物 治 疗 ————————————

🐾 治疗目标

改善"潮热"或"盗汗"等绝经期综合征的症状。

🐾 常用药物

绝经综合征的常用治疗药物见表11。

🐾 联合用药注意事项

1. 替勃龙

(1)与华法林等抗凝剂合用时,可增强其抗凝作用。

(2)可影响咪达唑仑的代谢。

2. 戊酸雌二醇

(1)与乙内酰脲、巴比妥酸盐、扑米酮、卡马西平、利福平等肝酶诱导剂合用可降低本品疗效,最大肝酶诱导作用一般在用药2～3周后见到,停用肝酶诱导剂4周内仍可影响本品疗效。

表11　绝经综合征常用治疗药物

药物分类	常用药物	适应证	禁忌证	用法用量及疗程	不良反应	贮藏条件
植物药	利芙敏（黑升麻提取物）	更年期综合征，症见潮热、盗汗、失眠、烦躁、抑郁、头痛、心悸等	①已知或疑怀妊娠；②对本品任何成分过敏者	每次口服1片，每天2次，连续服用4周后起效，建议疗程为12周	①少数病例出现乳房胀痛、阴道出血、腹痛、白带增多、水肿等；②罕见：皮疹、瘙痒、胃肠不适等；③极少见：肝酶升高、头痛、子宫内膜增厚、心悸、口干	在25℃以下密封、干燥保存
雄激素类	替勃龙	自然绝经和手术绝经所引起的各种更年期症状	①妊娠；②已确诊或怀疑的激素依赖性肿瘤；③血栓性静脉炎、血栓栓塞形成或脑血管疾病等心血管疾病；④原因不明的阴道流血；⑤严重肝病	吞服不可嚼服，每天口服1片。一般症状在几周内即可改善，但至少连续服用3个月方能获得最佳效果，可长期服用	本品具有良好的耐受性，治疗过程中不良反应发生率极低	密封、避光、阴凉处
雌激素类	戊酸雌二醇	未到自然绝经期而切除卵巢绝经后的更年期症状	①妊娠和哺乳；②未确诊的阴道出血已知；③已知或可疑受性激素影响的癌前病变或恶性肿瘤；④肝病；⑤急性动脉血栓血症；⑥重度高甘油三酯血症；⑦对活性成分过敏者	每天口服1毫克，每经过21天的治疗后，须停药至少一周。遵医嘱可酌情增减	①常见：体重变化、头痛、腹痛、恶心、皮疹、瘙痒、子宫或阴道出血；②少见：超敏反应、情绪低落、消化不良、视觉障碍、眩晕、心悸、结节性红斑、乳房疼痛、水肿；③罕见：性欲改变、气胀、呕吐、焦虑、瘙痒、痛经、类经前综合征、疲劳、毛、乳房增大、肌痛	30℃以下保存

121

（续表）

药物分类	常用药物	适应证	禁忌证	用法用量及疗程	不良反应	贮藏条件
孕激素类	黄体酮	单纯孕激素适用于绝经过渡期，调整卵巢功能衰退过程中出现的月经问题；与雌激素联合使用治疗更年期综合征	①对黄体酮或本品中其他成分过敏者；②阴道不明原因出血；③血栓性静脉炎、血栓栓塞、脑中风或有既往病史者；④乳腺或生殖器肿瘤	①口服，常规剂量为每天200～300毫克，每次剂量不超过200毫克。饭前或饭后至少1小时后服用；②阴道给药，每次给药不能超过200毫克，植入阴道深处；③与雌激素（如结合雌激素片）联合使用：口服结合雌激素片1.25毫克，每天1次，共22天；服用如结合雌激素片第13天起服用本品，口服，200毫克，每天2次，共10天	①恶心、头晕、头痛、倦怠感、荨麻疹、乳房肿胀；②长期连续应用可使月经减少或闭经，肝功能异常、水肿、体重增加	遮光，密封，置阴凉（不超过20℃）干燥处保存

（2）与对乙酰氨基酚等血浆蛋白结合率高的药物合用可增加本品生物利用度。

（3）用药期间饮酒或食用含酒精的饮料可致本品血药浓度升高。

🦋 特殊人群用药指导

1. 更年期综合征合并高血压患者用药指导　　更年期高血压分两种情况：更年期综合征性高血压和更年期原发性高血压。更年期原发性高血压药物治疗首选血管紧张素转换酶抑制剂，利尿剂和β受体阻滞剂也可在一定范围内使用。原发性高血压伴更年期综合征患者要兼顾治疗更年期综合征。更年期综合征性高血压如果程度较轻，可以先观察3～6个月，并服用一些调节神经功能的药物。一般情况下，更年期过后高血压可能会降下来。更年期综合征性高血压患者给予β受体阻滞剂和维拉帕米治疗，从低剂量开始，逐渐加量，可改善由交感兴奋所带来的高血压的危害。必要时使用镇静药物，可使患者平稳地度过由更年期激素紊乱所致的高血压状态。对于症状性高血压来说，平稳度过更年期后，血压能得到一定程度的恢复，可以不用药物控制。但大多数更年期高血压患者，在更年期过后血压仍难恢复正常。这时，患者应该重视血压监测，并且根据医嘱规范用药。

2. 更年期综合征合并糖尿病患者用药指导　　有研究表明，雌激素及其受体可以提高糖耐量和增加胰岛素的敏感性。更年期雌激素缺乏可使胰岛素所致的葡萄糖利用减少，而易诱发非胰岛素依赖型糖尿病的发生。因此，更年期糖尿病患者，在常规降糖药物治疗效果不明显时,建议合并使用雌激素或替勃龙,既能改善更年期症状,又能使血糖下降。用法用量谨遵医嘱。

3. 更年期综合征合并乳腺癌患者用药指导　　雌激素是作用很强的乳腺细胞促分裂因子,是乳腺癌发生、发展中的重要刺激因素。关于乳腺癌的所有激素治疗都是为去除、抑制、阻断或干扰雌激素介导的细胞生长和分化作用,从而达到降低乳腺癌的发生率或抑制癌细胞的生长。故更年期综合征合并乳腺癌患者禁用雌激素类药物,可选择非激素治疗来缓解或改善绝经综合征,如黑升麻提取物(莉芙敏),长期使用此类药物的安全性有待进一步研究,用药方案应遵医嘱。

🐛 用药案例解析

病史:患者,女性,48岁,已停经半年,有明显潮热、盗汗症状,诊断为绝经综合征,口服雌激素治疗,症状缓解不明显,自行增加雌激素量。现出现阴道流血和乳房胀痛。门诊检查提示子宫内膜厚8毫米,行诊断刮宫,病理提示子宫内膜不典型增生。

解析:围绝经期女性口服激素替代治疗,用药前一定要排除激素的禁忌证,用药后定期门诊随访,不能随意加大药物剂量,尤其是雌激素类药物。该患者加大雌激素的量有可能改善症状,但同时对内膜产生一个过度刺激,有诱发不典型增生和癌症的风险。

温馨提示

（1）绝经期综合征的患者不能随意服药或加量，否则会导致异常出血和诱发激素相关病变的风险。

（2）绝经期综合征的患者用药期间，应谨遵医嘱定期门诊随访。

用药常见问题解析

Q1 现在市场上有很多种激素类药物，我怎么去选择？

答： 首选要明确是否是绝经期综合征。如果明确是绝经综合征，建议激素替代治疗，必须到专科门诊就诊。激素的替代治疗有严格的适应证，不同原因引起的闭经、是否有子宫等都需要进行评估。目前市场上主要有植物类药，如莉芙敏，还有就是激素类药物，具体选择要咨询药师。

Q2 哪些情况适合激素替代治疗？

答： 激素替代治疗总体原则为个体化方案，结合生活质量、健康状况和年龄、绝经时间等个体危险因素，以及综合考虑发生静脉血栓栓塞、脑卒中、缺血性心脏病和乳腺癌等风险，从而制订个体化方案。

Q3 雌、孕激素治疗的主要风险是什么？

答： 激素治疗的风险主要是与激素相关的疾病，如乳腺癌和内膜病变。2004年的研究发现，单独服用雌激素的女性发生乳腺癌的风险降低。2013年女性健康协会实验随访13年的研究表明，雌、孕激素联合使用的女性发生乳腺癌及静脉血栓风险显著增加，但骨折风险相对降低。高剂量的雌激素会引起子宫内膜的病变，孕激素则可以保护内膜。

Q4 激素治疗可以长期使用吗？

答： 具体使用疗程要根据患者的症状和要求来决定。雌激素对子宫内膜的影响，子宫内膜增生随着雌激素暴露剂量和持续时间增加而增加，因此用药期间需要对内膜全面评估。60岁以下女性激素治疗过程中发生脑卒中的绝对风险罕见，但口服激素仍会增加静脉血栓栓塞和缺血性脑卒中的风险。

Q5 担心激素的不良反应，不愿意接受激素治疗，可以选择什么药物？

答： 对于不愿接受激素治疗或存在激素治疗禁忌证的妇女，可选择非激素治疗来缓解或改善绝经综合征，如莉芙敏，但长期使用此类药物的安全性和疗效有待进一步研究。

Q6 绝经期症状可以通过中草药治疗吗？

答： 中医通过辨证论治可以改善部分患者的绝经期症状，但具体机制不清。对于通过常规调理效果不佳的患者，推荐激素替代治疗，激素替代治疗主要是通过补充外源性激素替代自身机体激素分泌不足,提高更年期妇女的生活质量,延缓女性衰老,是绝经及绝经后期女性保健不可缺失的有效措施。

Q7 服用替勃龙期间意外妊娠,怎么办?

答: 立即停药,目前没有相关的数据研究替勃龙对胚胎的影响,但动物实验发现有生殖毒性,建议终止妊娠。

朱金燕 祝 茹

疾病十二　不孕症

概述

不孕症是指夫妇同居1年、性生活正常、未避孕而没有成功妊娠。35岁及以上的女性经过6个月正常性生活没有避孕,考虑不孕,应积极干预。目前有10%~15%的育龄夫妇存在不孕的困扰。80%~90%的夫妇会在1年内获得妊娠,生育力随着时间的推移后逐渐下降。

分类

不孕症主要分为原发不孕和继发不孕。原发不孕为从未受孕,继发不孕为曾经怀孕,以后又不孕。

发病原因

不孕症的病因中女性不孕占50%(外阴和阴道异常,排卵障碍,输卵管因素,子宫内膜异位症,宫颈因素,性交障碍,甲状腺性不孕、肾上腺性不孕、免疫性不孕等),男性因素占26%,还有部分患者发病原因不明。

🍏 临床表现

　　不同病因导致的不孕症可能伴有相应病因的临床症状。不孕症女性患者有闭经、痛经、月经稀发或少经,不规则阴道出血或子宫颈、阴道炎性疾病致阴道分泌物增多,附件肿物、增厚及压痛;毛发分布异常;乳房及分泌异常;不孕症还可有子宫内膜发育迟缓、子宫及生殖道发育不良和畸形等。

🍏 治疗选择

　　不孕症治疗原则是去除病因、促进排卵、辅助生育和促进妊娠,主要治疗方法包括以下三类。

　　1. 一般治疗　　对无明显不孕原因可寻、年轻、不孕时间较短夫妇介绍妊娠知识,指导预测排卵期性交,增加受孕机会。对存在精神压力,缺乏信心,焦虑的夫妇进行精神心理支持与治疗。

　　2. 内科药物治疗　　主要使用两类药物治疗。一类为使用促排卵药物治疗卵巢性不孕患者,另一类为使用孕激素及人绒毛膜促性腺激素治疗黄体功能不全。

　　3. 外科手术治疗　　包括输卵管成形术、逆行输卵管插管疏通术、生殖道畸形矫治术及肿瘤切除术、子宫内膜异位症腹腔镜手术和辅助生殖技术等。

🍏 预后

　　不孕症的治疗预后与病因密切相关。女性不孕症最重要的是病因诊断,明确不孕原因后进行对症治疗才能起到较好的效果。

如经检查后确定为生殖道畸形、子宫畸形、子宫内膜异位等器质性不孕患者一般可通过手术纠正达到满意治疗效果；对于排卵功能障碍、生殖系统炎症等功能性不孕患者，通过刺激排卵、控制炎症等方法多数可达到受孕目的。而对于完成各项检查后仍不能明确病因的原因不明性不孕症者治疗效果往往不尽如人意。

药 物 治 疗

治疗目标

查明病因并纠正导致不孕症因素，最终成功妊娠。

常用药物

不孕症的药物治疗主要包括促排卵与改善黄体功能不全的药物治疗，常用药物见表12。

联合用药注意事项

1. 氯米芬

（1）达那唑可抑制本品起作用。

（2）本品能抑制炔雌醇的作用。

（3）本品与戈那瑞林联合使用，可引起卵巢过度刺激。

2. 溴隐亭

（1）当患者合并外阴阴道念珠菌感染使用氟康唑或伊曲康唑时，同时使用本品，可能导致氟康唑与伊曲康唑体内蓄积，甚至肝功能损害，因此当使用溴隐亭时应尽可能局部使用抗真菌药物而非全身应用。

表 12　不孕症常用治疗药物

药物分类	常用药物	适应证	禁忌证	用法用量及疗程	不良反应	贮藏条件
促排卵药物	氯米芬	卵巢性不孕症的治疗	肝病、遗传性胆红素代谢缺陷、妊娠、子宫出血异常、卵巢囊肿、卵巢异常、子宫内膜异位、对本品过敏、子宫内膜癌、不能控制的甲状腺或肾上腺功能障碍	从自然月经或撤退性出血的第 2～5 天开始，每天口服 50 毫克，共 5 天；如治疗 1～2 周期无排卵，下周期每增加 50 毫克，直至每天口服 150 毫克，连用 5 天	①较常见：肿胀、胃痛、盆腔或下腹部痛（囊肿形成或卵巢纤维缩增大、较明显的卵巢增大，一般发生在停药后数天）；②较少见：视力模糊，复视，眼前感到闪光、眼睛对光敏感、视力减退、皮肤和巩膜黄染；③其他：潮热、乳房不适、便秘或腹泻、头晕或晕眩、头痛、月经量增多或不规则出血、食欲和体重增加、毛发脱落、失眠、疲倦、精神紧张、好动、过敏性皮炎、风吐、皮肤红疹、过敏性皮炎、风疹块、尿频、体重减轻、乳腺癌、睾丸肿瘤等	常温贮藏
糖蛋白促性腺激素	尿促性素	过敏、卵巢早衰、绝经、原因不明的阴道出血、子宫肌瘤、卵巢囊肿、卵巢增大	每支药含卵泡刺激素和黄体生成素各 75 单位，于月经来潮第 3～5 天起，每天肌注本品 1～2 支，直至卵泡发育成熟	①常见：卵巢过度刺激综合征（表现为下腹不适或胀感、腹痛、恶心、呕吐、卵巢增大）；②少见但较严重的：胸闷、气急、尿量减少、胸腔积液、腹水、卵泡囊肿破裂出血、多胎妊娠、早产	遮光，密闭，阴凉处（不超过 20 ℃）保存	

（续表）

药物分类	常用药物	适应证	禁忌证	用法用量及疗程	不良反应	贮藏条件
糖蛋白促性腺激素	绒毛膜促性腺激素		对本品过敏、怀疑有垂体增生或肿瘤、前列腺癌或其他雄激素有关的肿瘤、性早熟患者，不明原因的阴道出血、子宫肌瘤、卵巢囊肿或卵巢肿大者、血栓性静脉炎、宫颈癌、卵巢功能低下或缺如的疾病，无性腺患者；妊娠及哺乳期妇女	①促排卵用法：与氯米芬及(或)尿促性素合用。在尿促性素停药24～36小时后，加用本品5 000～10 000单位，一次肌内注射；②改善黄体功能：在卵泡直径≥18毫米(优势卵泡)后一次注射本品10 000单位；排卵后第4、6、8、10天给本品2 000单位，肌内注射	①常见：血管通透性增高、血容量降低、血栓形成、电解质紊乱、气促、卵巢囊肿或卵巢肿大、胃胀、恶心、呕吐、腹泻、消化不良、腹腔出血、盆腔部剧痛、水肿；②少见：乳房肿大、重度卵巢过度刺激综合征、尿量减少、头痛、易激动、抑郁、易疲劳；③偶见：过敏性皮疹、发热、局部注射部位疼痛	遮光，密闭，阴凉处(不超过20℃)保存
	促性腺激素释放激素激动剂		对本品过敏，原因不明的阴道出血，妊娠期及哺乳期妇女	多采用微泵脉冲式静脉注射，每90分钟注射1次，用小剂量1～5微克/脉冲较佳；大剂量为3.4～20微克/脉冲。连续用药17～20天	可见低雌激素症状(如潮热、阴道干燥、性欲改变、情绪改变)、体重变化、乳房缩小或胀痛。还可见头晕、口干、恶心、皮疹、色素沉着、乏力、胸闷、注射部位便结	遮光，密闭保存

（续表）

药物分类	常用药物	适应证	禁忌证	用法用量及疗程	不良反应	贮藏条件
多巴胺受体激动剂	溴隐亭	高催乳素血症者	对溴隐亭、麦角碱及本品任何成分过敏者，控制不满意的高血压，妊娠期高血压，分娩后及产褥期高血压状态，冠心病及其他严重心血管疾病，有严重精神障碍症状或疾病史者	从每天口服2.5毫克的小剂量开始服用，如无反应，1周后改为2.5毫克口服每天2次。连续用药3~4周，直至血浆催乳素降至正常范围	①常见：头痛，困倦，头晕，呕吐，恶心，便秘；②不常见：意识模糊，精神激越，幻觉，运动障碍，低血压，直立性低血压，口干，皮肤过敏，脱发，腿抽筋，疲倦；③少见：精神病样症状，失眠，嗜睡，感觉异常，视力障碍，视物模糊，耳鸣，心包积液，缩窄性心包炎，心动过速或过缓，心律失常，胸腔积液，胸膜纤维化，胸膜炎，肺纤维化，腹泻，腹痛，胃肠道溃疡及出血，外周水肿，寒冷导致的可逆性手指脚趾苍白，聚集性恶性综合征；④很少见：性欲增加，心脏瓣膜纤维化，停药后可出现类恶性综合征样表现	25℃以下，避光保存
孕激素	黄体酮	黄体功能不全者	对本药过敏，严重肝损，不明原因的阴道出血，血栓性静脉炎，血栓栓塞、脑卒中或有相关病史者，乳腺或生殖器官肿瘤，急性卟啉病，稽留流产	排卵后，即月经周期第15天开始，每天肌注黄体酮10~20毫克，连用10~12天	恶心、头晕、头痛，倦怠感，乳房胀痛，乳房疹、荨麻疹，经减少或闭经，肝功能异常，水肿，体重增加等	遮光，密闭保存

（2）本品与红霉素、阿奇霉素等大环内酯类药物联用时，可导致溴隐亭代谢物血药浓度增高，进而出现恶心、呕吐、直立性低血压等不良反应，因此当患者出现感染需使用抗菌药物时，应尽量避免使用大环内酯类药物。

（3）与多巴胺受体拮抗剂如酚噻嗪、丁酰苯和甲氧氯普胺、多潘立酮合用时，本品疗效会降低。

（4）酒精可降低溴隐亭的耐受性。

🦋 特殊人群用药指导

1. 妊娠期和哺乳期妇女用药指导

（1）氯米芬、尿促性素：经治疗后成功妊娠的患者禁止继续使用该两种药物。

（2）黄体酮：未发现对胎儿有不良影响，但妊娠期妇女应在医师同意下方可使用。本品可微量进入母乳，未发现对婴儿有不良影响，但哺乳期妇女也只有在医师同意下方可使用。

（3）绒毛膜促性腺激素：妊娠期妇女慎用。

（4）溴隐亭：临床经验显示妊娠期服用溴隐亭对妊娠过程或结果无不良影响，但一旦证实妊娠，除非高催乳素血症导致不孕症等必须使用本品的情况下，应停止使用。溴隐亭可抑制泌乳，因此除非医疗必需，溴隐亭不应用于哺乳期妇女。

2. 肝肾功能异常患者用药指导

（1）氯米芬：严重肝损伤患者禁用。

（2）黄体酮：肾脏疾病患者慎用，严重肝损伤患者禁用。

（3）尿促性素、绒毛膜促性腺激素：心功能、肾功能受损患者谨慎使用。

🐛 用药案例解析

案·例·1

病史：患者，26岁，结婚后2年未避孕未孕，夫妻同房正常。男方精液正常，女方月经不规律4年，周期延长35～45天，经期及月经量基本正常，结合超声和激素检查提示多囊卵巢综合征可能。口服炔雌醇环丙孕酮治疗3个周期，月经规律，停药后自然妊娠。

解析：不孕症的治疗关键是找到病因，对症处理。对于多囊卵巢综合征的患者，一方面可以通过激素类药物（炔雌醇环丙孕酮）调整周期，降低雄激素水平，恢复自然排卵后可能自然妊娠。部分患者还可以再用药物促排卵治疗，具体情况要临床医师结合具体病情决定。

案·例·2

病史：患者，女性，28岁，因不孕症入院治疗，医师给予氯米芬刺激排卵治疗，从月经周期第2天开始，每天口服50毫克，连用5天，出现盆腔及下腹部疼痛，患者询问医师是否为药物引起，使用氯米芬需注意什么。

解析：氯米芬为首选的促排卵药物，适用于体内有一定雌激素分泌者。氯米芬不良反应中包括盆腔及下腹部疼痛，患者出现的症状可能与使用氯米芬有关，可补充少量雌激素（戊酸雌二醇片1毫克/天）对抗氯米芬抗雌激素不良反应。

使用氯米芬首选需注意氯米芬的用法,其一般从小剂量开始服用,连用5天后需停药监测卵泡发育,待卵泡发育成熟时联合绒毛膜促性腺激素肌内注射5 000～10 000单位促进排卵,若氯米芬治疗1～2个周期无排卵,下个周期可增加剂量至100毫克/天,直至最大剂量150毫克/天,连用5天。

案·例·3

病史:患者,女性,25岁,结婚后1年夫妻正常同房,未采用避孕措施,男方精液正常,女方常有外阴瘙痒及异常分泌物。因半年未怀孕,患者在网络搜索不孕症治疗方法,自行服用氯米芬治疗,治疗后半年仍未怀孕,且外阴瘙痒及异常分泌物越来越严重,出现下腹及盆腔疼痛,时有发热,来院治疗后发现为细菌性阴道炎未及时治疗导致盆腔炎。

解析:女性不孕症原因较多,只有明确不孕原因才能对症治疗。切不可自行诊断自行治疗,耽误诊治最佳时机。本例患者在有外阴瘙痒、异常分泌物时及时就诊就可达到满意治疗效果。因未得到及时治疗,导致患者感染加重。

温 馨 提 示

(1)促排卵药物不能自行决定使用,会引起月经紊乱和多胎等并发症的发生。

（2）调整月经周期的药物多为激素，剂量和疗程应谨遵医嘱，并定期门诊随访。

（3）促排卵药物有用法用量的讲究，请谨遵医嘱用药。

用 药 常 见 问 题 解 析

Q1 不孕症主要治疗手段是否就为促排卵？可选用哪些促排卵的药物？如何选择？

答： 不孕症的病因复杂，根据病因不同治疗方法也各异，促排卵只是针对卵巢性不孕的主要治疗方法，如非卵巢性不孕则治疗效果有限。目前临床用于促排卵的药物主要有氯米芬、来曲唑、尿促性素和绒毛膜促性腺激素等促排卵药物。一般认为氯米芬为首选促排卵药，在出现氯米芬抵抗的患者再考虑换用来曲唑或联合使用尿促性素及绒毛膜促性腺激素。鉴于不孕症病因及用药复杂，建议患者在专业医师诊治及指导下用药，切不可自行盲目用药，以免延误病情甚至造成意外风险。

Q2 糖耐量降低的多囊卵巢综合征致不孕症者，如何用药？

答： 此类不孕症患者有明确病因，针对病因——多囊卵巢综合征进行治疗即可达到较好的效果。此类患者可选用氯米芬促排卵，使用短效复方口服避孕药来降低雄激素水平。同时针对糖耐量降低可选用二甲双胍进行治疗，有利于减轻体重和增加自然排卵周期。相关研究认为氯米芬治疗失败或体重指数>25应该使用二甲双胍联合氯米芬,能提高排卵率和妊娠率。

Q3 已经口服用氯米芬3个周期,无明显优势卵泡生长,能否用促性腺激素?

答: 首先不推荐自行使用或更换药物,必须遵循医师、药师的建议。对于氯米芬治疗效果不佳的女性,先加大药物剂量,如果仍然无优势卵泡,方考虑更换药物。使用促性腺激素,需要密切关注激素变化和进行超声波检查,费用高,且有多胎妊娠的高风险。一般作为二线治疗或与氯米芬合用药物。

Q4 高催乳素血症治疗中发现妊娠,需要终止妊娠吗? 服药需注意什么?

答: 高催乳素血症的治疗常规药物是溴隐亭,具有多巴胺能的活性,是一种催乳激素的抑制剂,用于预防和制止生理性泌乳及伴随的闭经或不排卵。因高催乳素血症导致不孕而服用溴隐亭,在妊娠期应继续服用。目前的研究没有发现溴隐亭增加胎儿畸形的证据,且能减少流产和早产等并发症的发生。药物剂量根据血清中催乳素量决定。溴隐亭不良反应主要是胃肠道反应和直立性低血压,因此本品应在餐中服用,且用药后注意在体位变化时(如蹲下或躺下突然起立时)需缓慢进行,防止头晕甚至晕厥的发生。用药剂量宜从小剂量开始,具体请见表12,并在医师、药师指导下用药。

Q5 氯米芬抵抗是什么意思? 怎么办?

答： 氯米芬使用3个周期无排卵患者称为氯米芬抵抗。此类患者可将氯米芬与尿促性素、绒毛膜促性腺激素联用，用于卵巢性不孕患者的治疗，但需注意使用顺序及使用时机方能起到较好效果。此类患者可于氯米芬再次使用5天后加用1～2支尿促性素，促进排卵和黄体形成。在尿促性素停药24～36小时后再加用绒毛膜促性腺激素，起到诱导排卵及改善和延长黄体功能的作用。

祝子明　祝　茹　张年宝

参考文献

樊尚荣, 黎婷.2015年美国疾病控制中心阴道感染诊断和治疗指南.中国全科医学,2015,14(25): 3046-3049.

李继俊.妇产科内分泌治疗学.2版.北京: 人民军医出版社,2010.

刘晓娟, 范爱萍, 薛凤霞.《2015年美国疾病控制和预防中心关于盆腔炎性疾病的诊治规范》解读.国际妇产科学杂志,2015,42(6): 674-675.

冒韵东, 刘嘉茵.不孕症诊治临床路径.中国实用妇科与产科杂志,2013(9): 690-693.

张凡, 张广美.女性绝经综合征的研究进展.中国临床研究,2017,30(8): 1131-1133.

中华医学会儿科学分会内分泌遗传代谢学组.中枢性性早熟诊断与治疗共识(2015).中华儿科杂志,2015,53(6): 412-418.

中华医学会妇产科学分会妇科内分泌学组.异常子宫出血诊断与治疗指南.中华妇产科杂志,2014,49(11): 74-79.

中华医学会妇产科学分会感染性疾病协作组.滴虫阴道炎诊治指南(草案).中华妇产科杂志,2011,46(4): 318.

中华医学会妇产科学分会感染性疾病协作组.盆腔炎症性疾

病诊治规范（修订版）.中华妇产科杂志,2014,49（6）: 401-403.

中华医学会妇产科学分会感染性疾病协作组.细菌性阴道炎诊治指南（草案）.中华妇产科杂志,2011,46（4）: 317.

中华医学会妇产科学分会绝经学组.绝经期管理与激素补充治疗临床应用指南（2012版）.中华妇产科杂志,2013,48（10）: 795-799.

中华医学会妇产科学分会内分泌学组.闭经诊断与治疗指南（试行）.中华妇产科杂志,2011,46（9）: 712-716.

中华医学会妇产科学分会内分泌学组.功能失调性子宫出血临床诊断治疗指南（草案）.中华妇产科杂志,2009,44（3）: 234-236.

中华医学会妇产科学分会内分泌学组及指南专家组.多囊卵巢综合征中国诊疗指南.中华妇产科杂志,2018,53（1）: 2-6.

中华医学会妇产科学分会子宫内膜异位症协作组.子宫内膜异位症的诊治指南.中华妇产科杂志,2015（3）: 161-169.

中华预防医学会妇女保健分会青春期学组.女性性早熟的诊治.中国妇幼健康研究,2018,29（2）: 135-138.

Centers for Disease Control. Sexually transmitted diseases treatment guidelines (2015). MMWR Recomm Rep. 2015, 64 (RR-03): 1-137.

Mattson S K, Polk J P, Nyirjesy P. Chronic Cervicitis: Presenting Features and Response to Therapy. Journal of Lower Genital Tract Disease, 2016, 20(3): e30.

Society of Obstetricians and Gynaecologists of Canada. No. 345-Primary Dysmenorrhea Consensus Guideline. J Obstet Gynaecol Can. 2017, 39(7): 585-595.

Society of Obstetricians and Gynaecologists of Canada.

Vulvovaginitis: screening for and management of trichomoniasis, vulvovaginal candidiasis, and bacterial vaginosis. Journal of Obstetrics & Gynaecology, 2015, 37(3): 266-274.